Tea 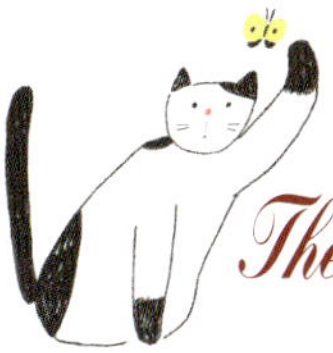 *Therapy*

世界で愛される自然の万能薬

紅茶セラピー

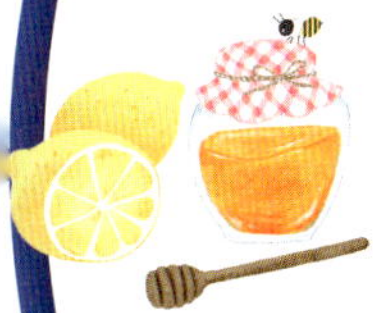

英国紅茶研究家
斉藤 由美

静岡県立大学名誉教授
冨田 勲 監修

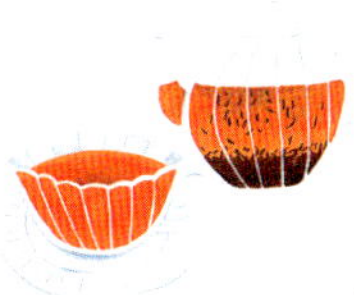

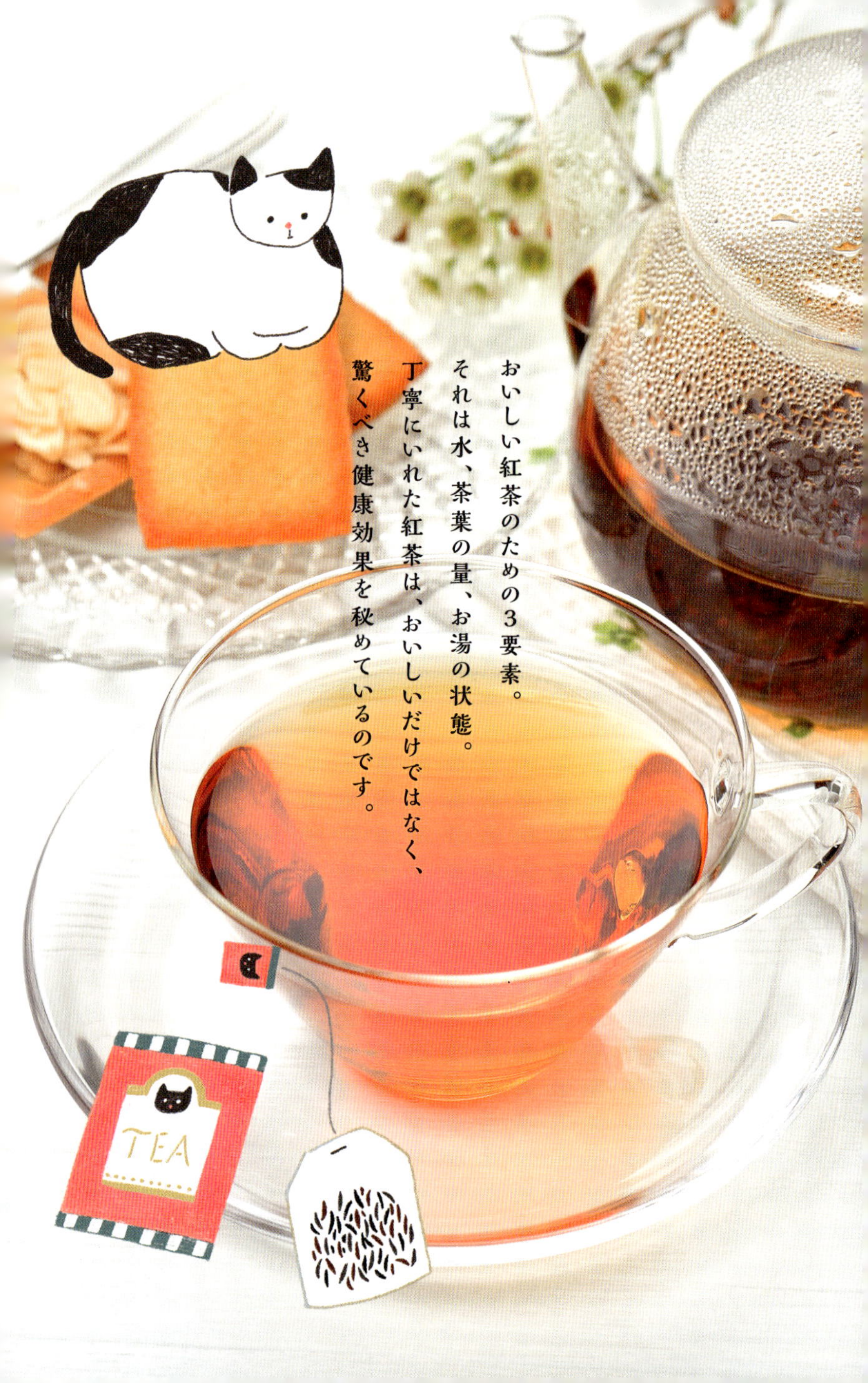

おいしい紅茶のための3要素。
それは水、茶葉の量、お湯の状態。
丁寧にいれた紅茶は、おいしいだけではなく、
驚くべき健康効果を秘めているのです。

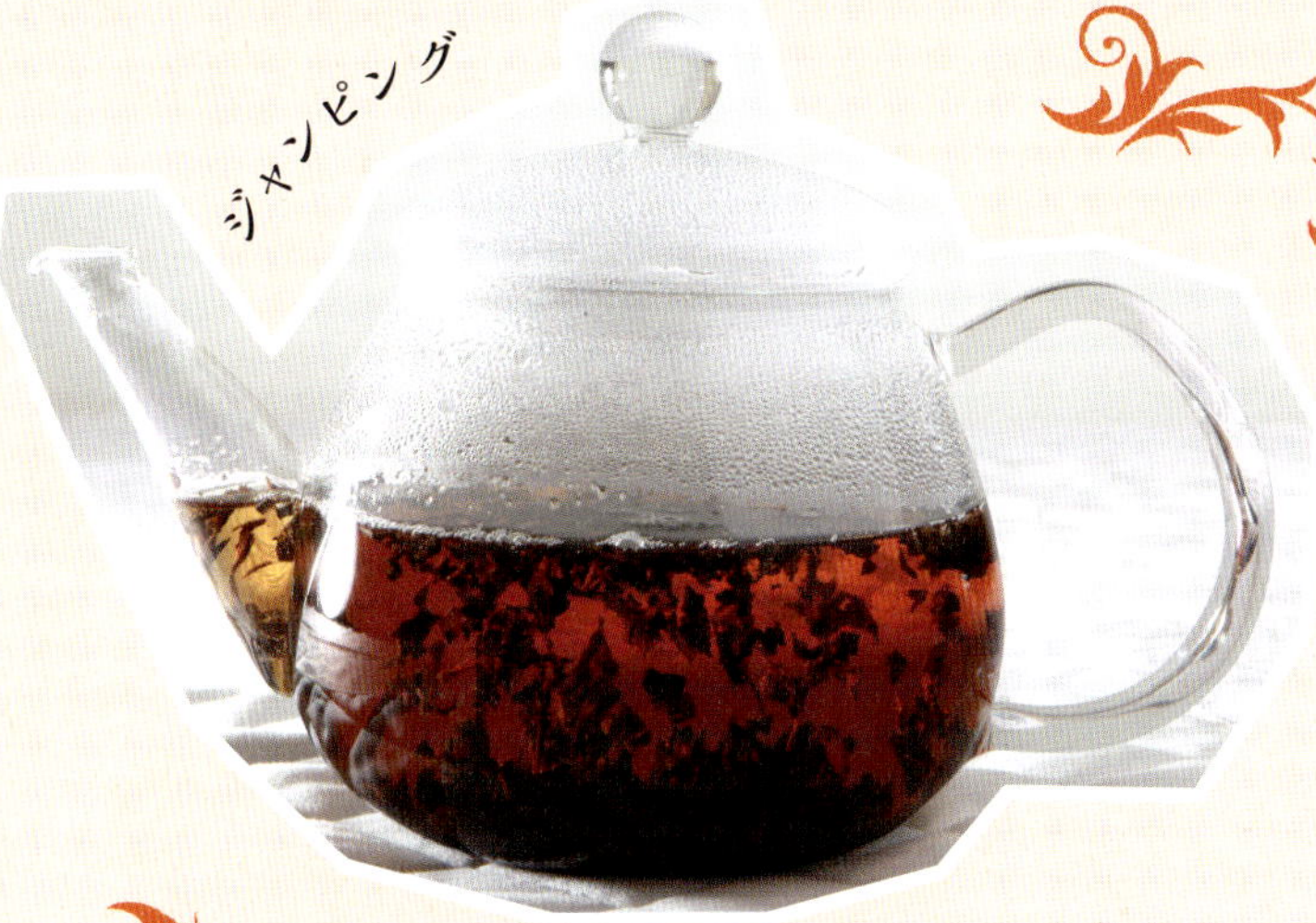

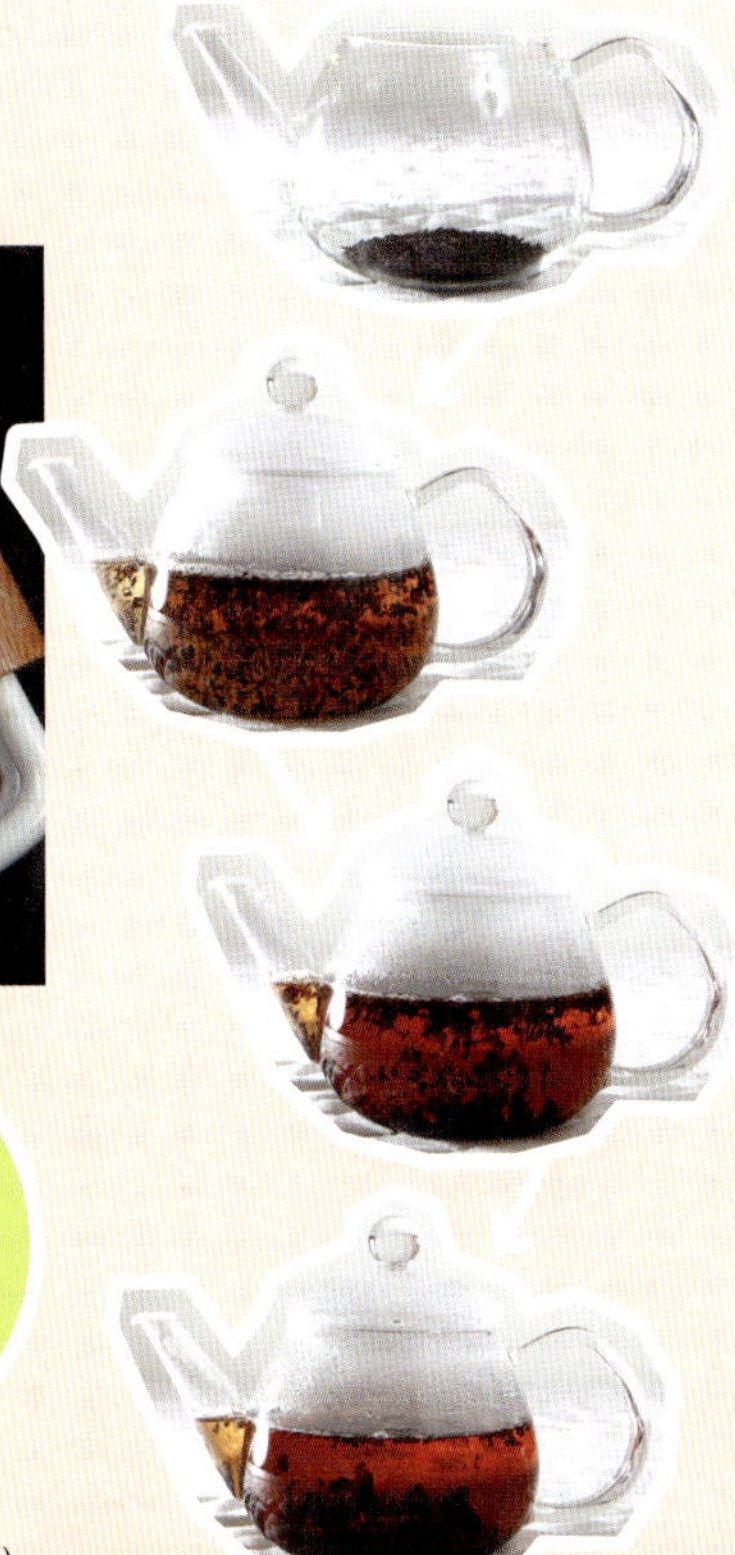

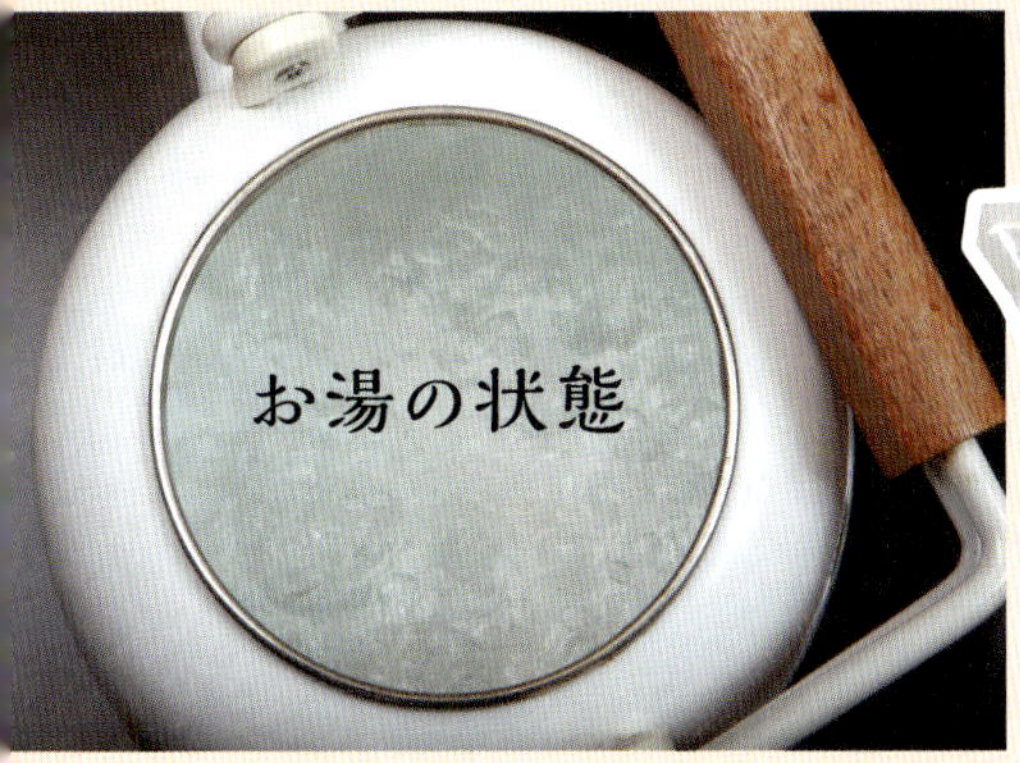

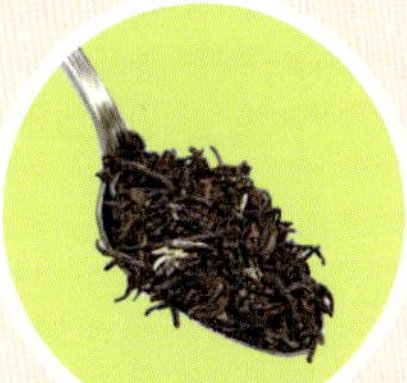

茶葉の量
（オレンジ・ペコー）

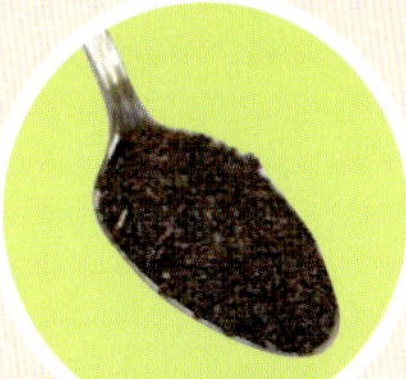

茶葉の量
（ブロークン・オレンジ・ペコー）

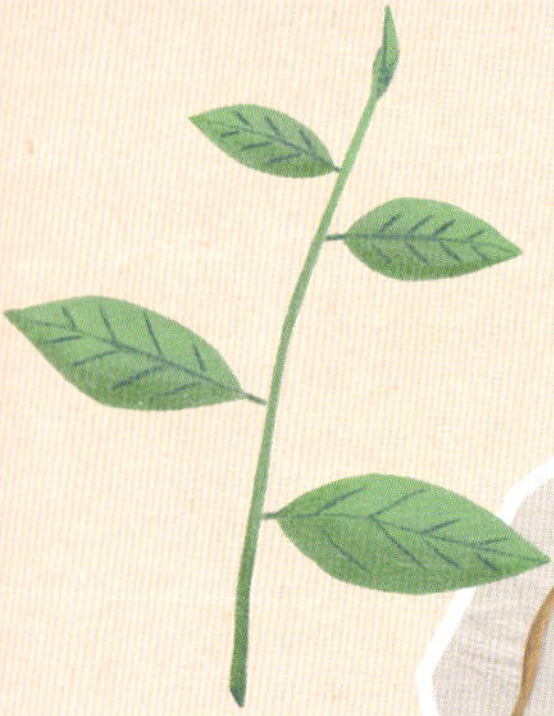

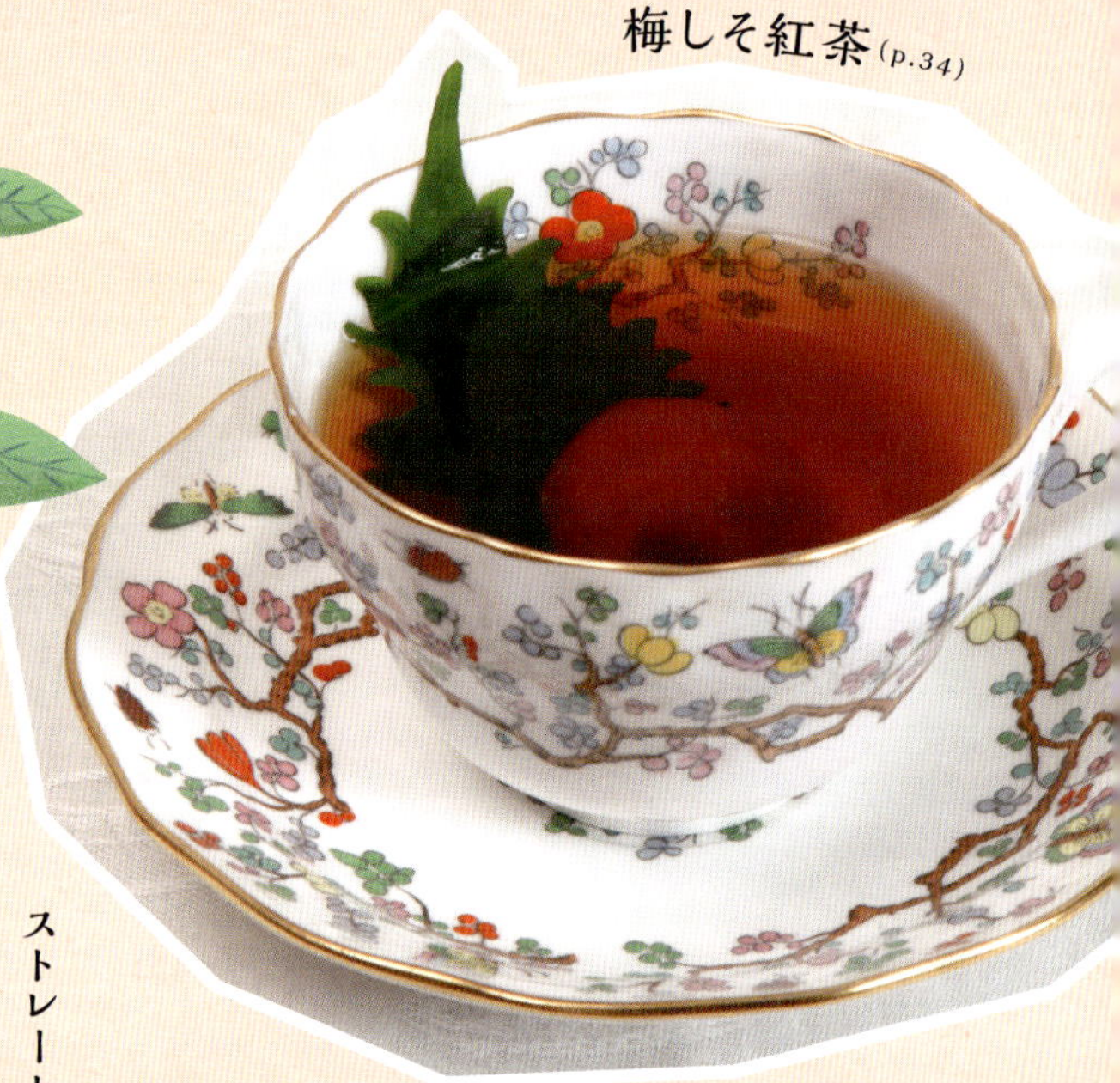

梅しそ紅茶(p.34)

ストレートでもいいけれど、
シーンにあわせてアレンジするのも楽しいもの。
期待する効果やその日の気分によって、
選んでみてください。

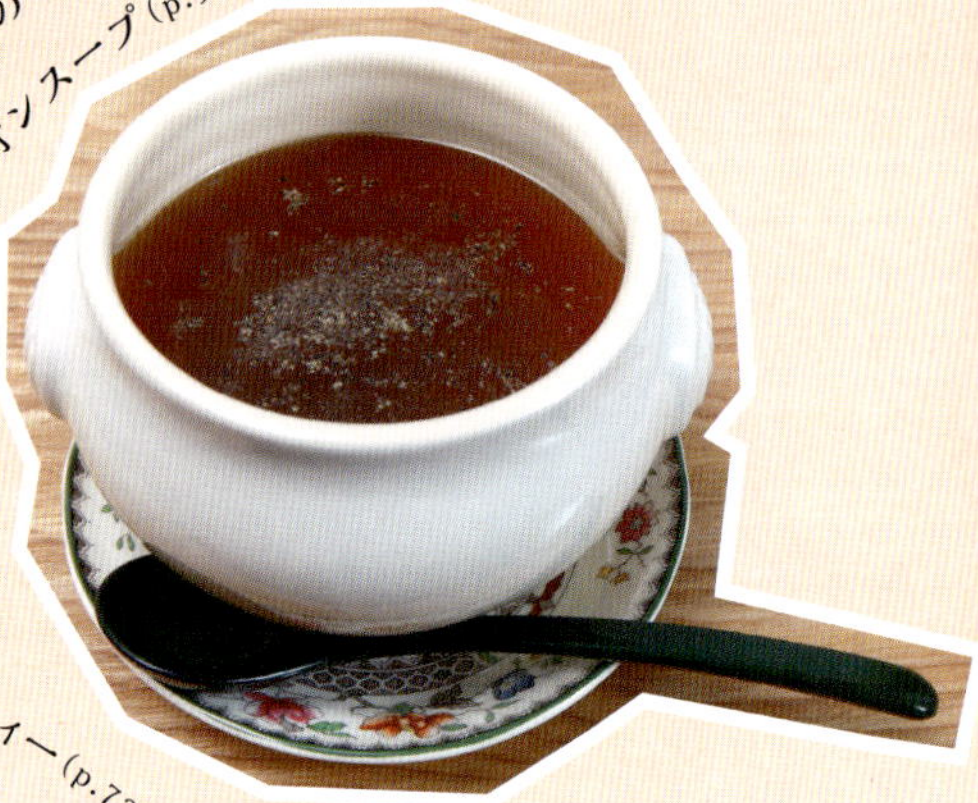

紅茶風味のオニオンスープ(p.97)

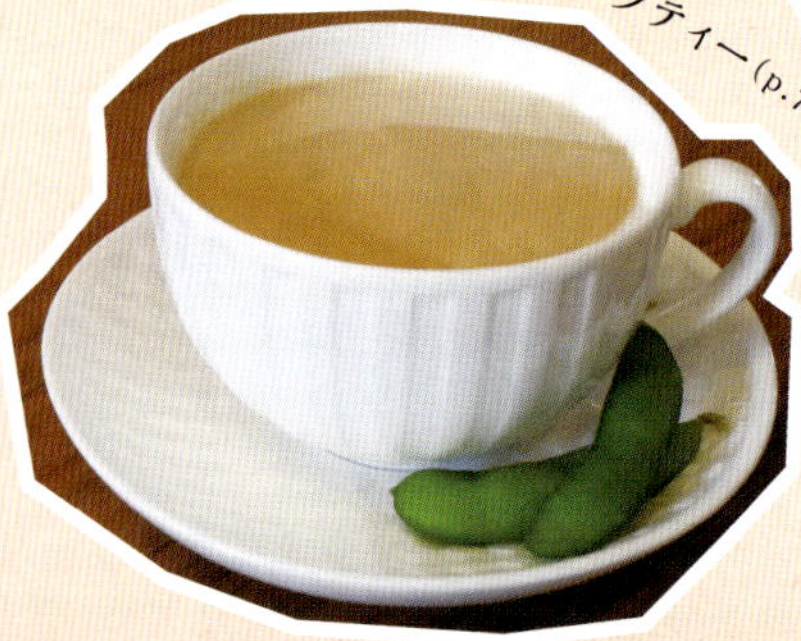

枝豆豆乳ミルクティー(p.73)

ベルガモットオレンジティー(p.131)

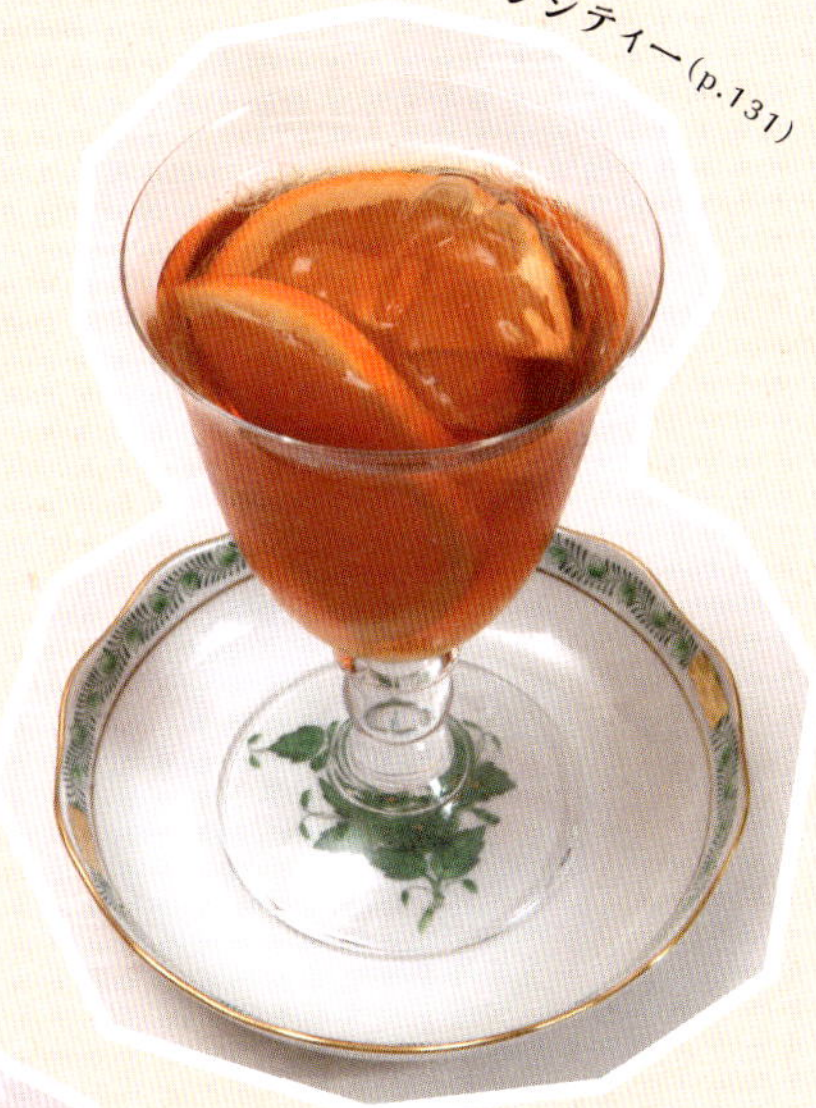

ブルーベリーティースカッシュ(p.76)

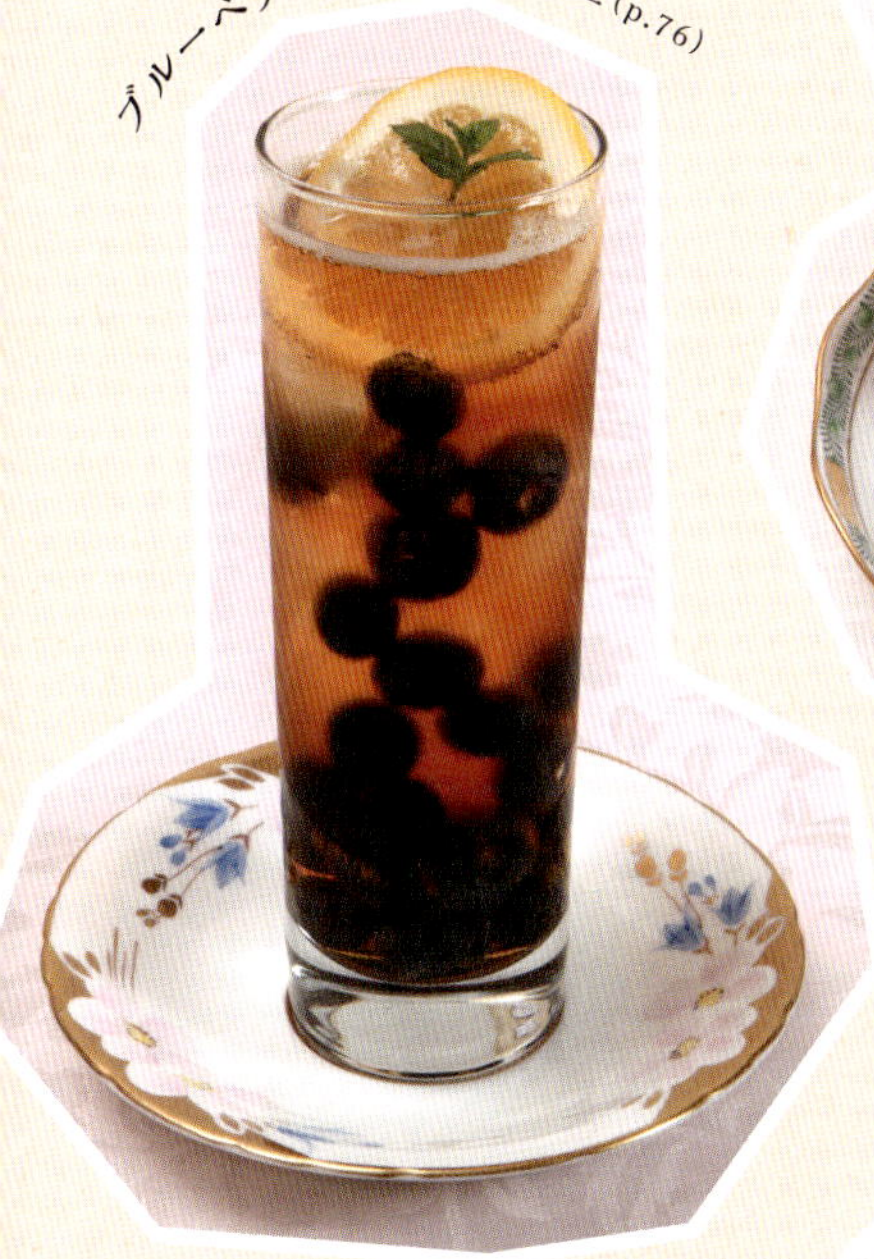

アロマ紅茶(p.129)

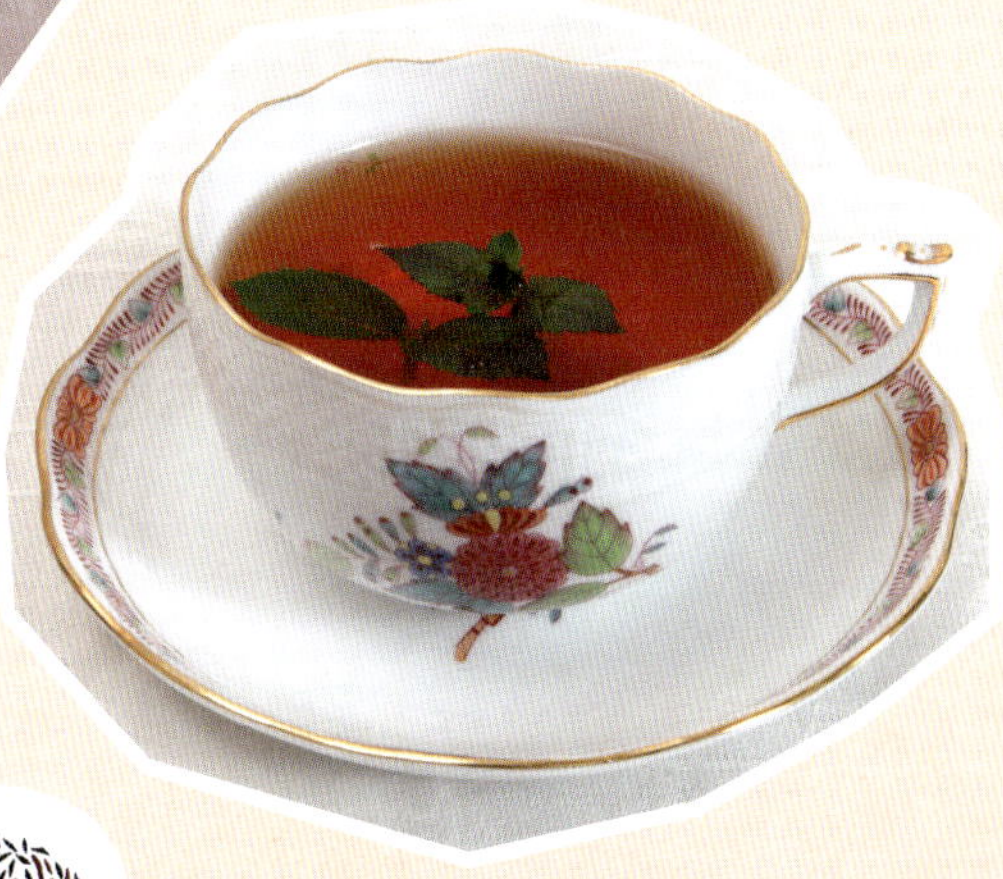

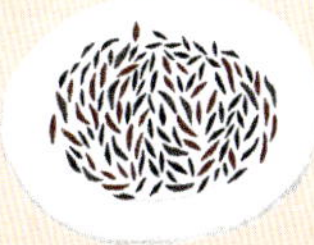

ミルクやレモンだけではありません。
フルーツやスパイス、ハーブ、さまざまな食材と
相性がいいのが紅茶のいいところ。
意外にも、和の食材とも合うんですよ。

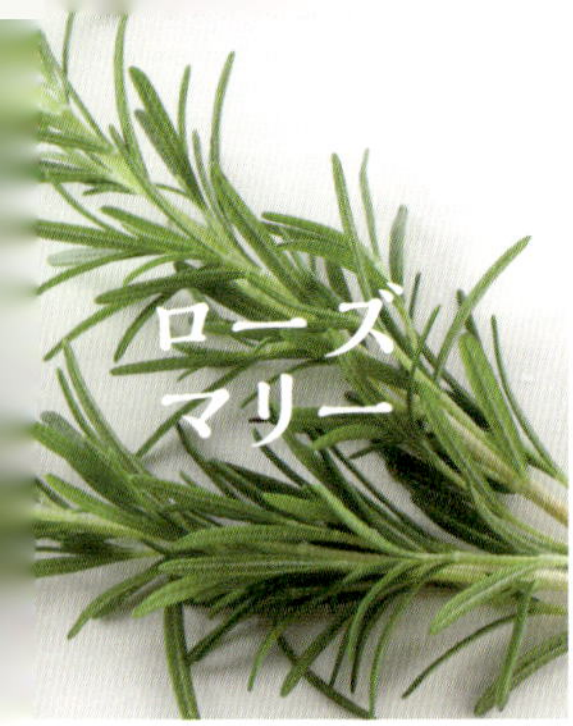
ローズ
マリー

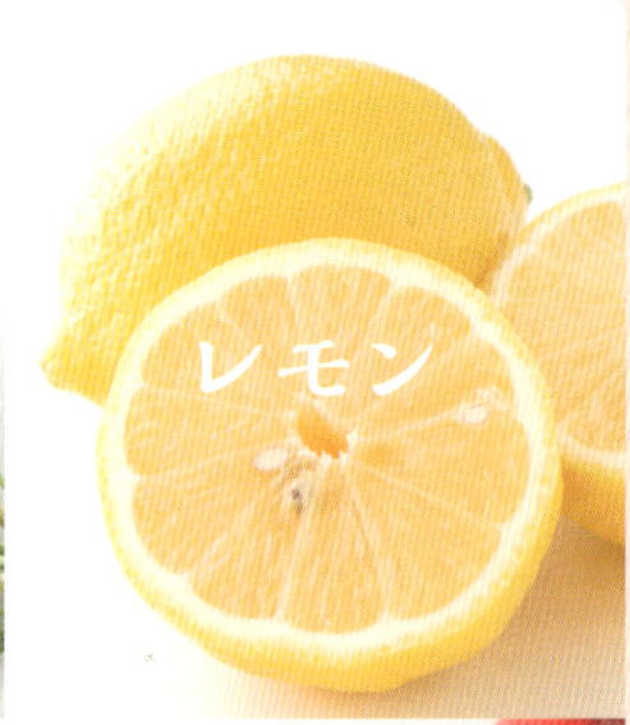
レモン

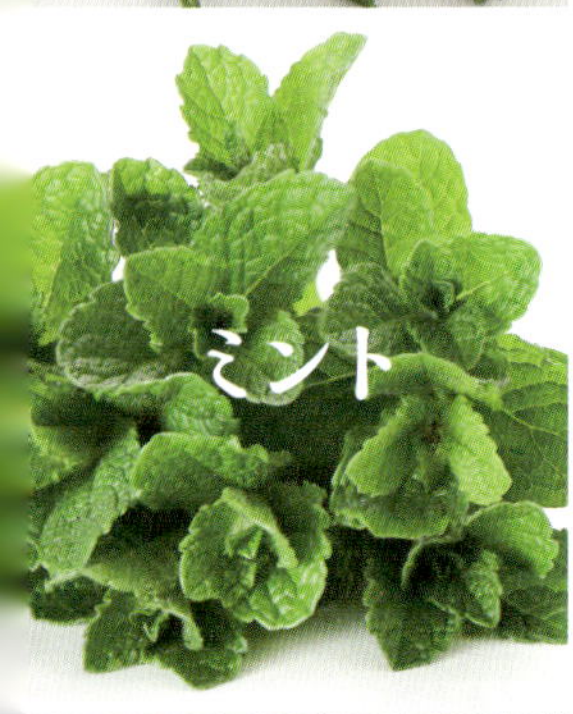
ミント

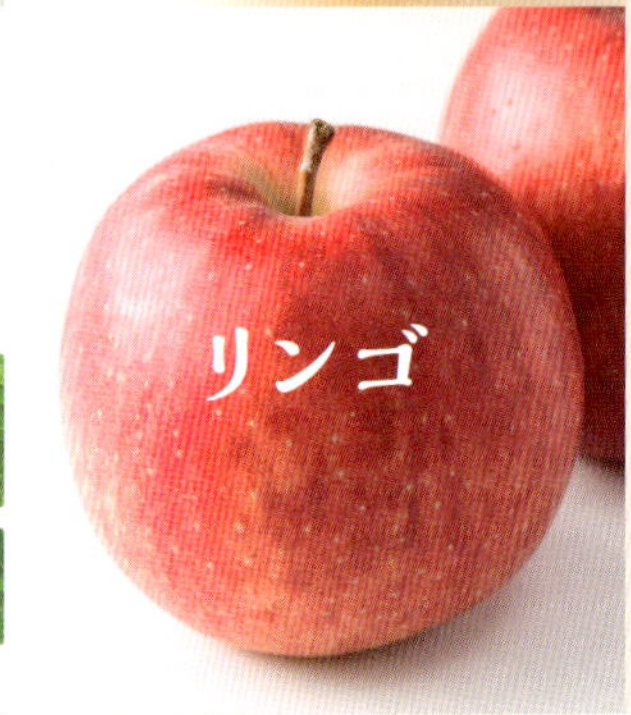
リンゴ

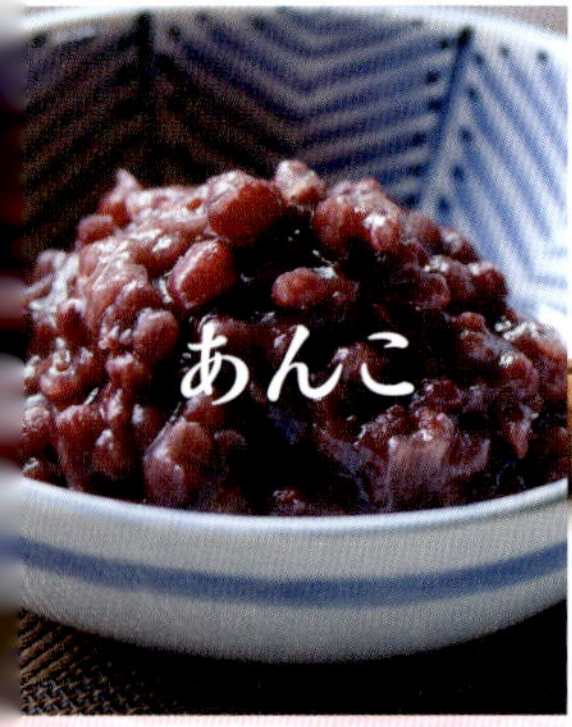
あんこ

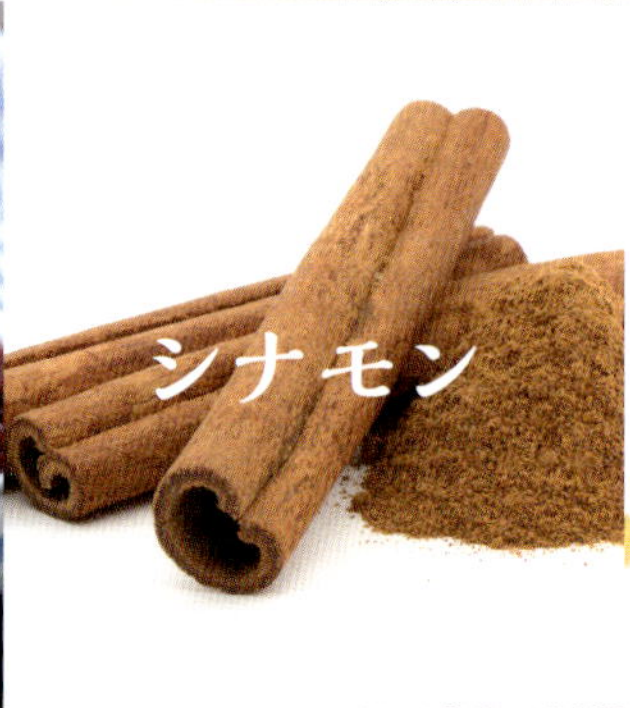

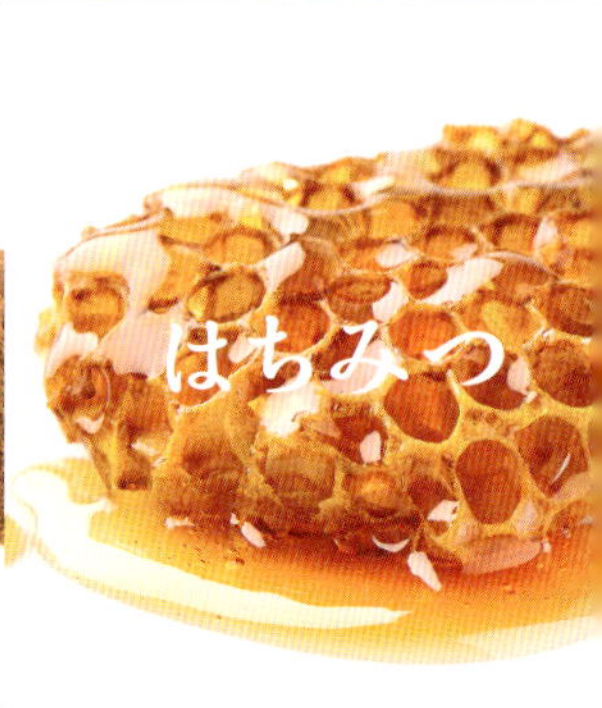
はちみつ

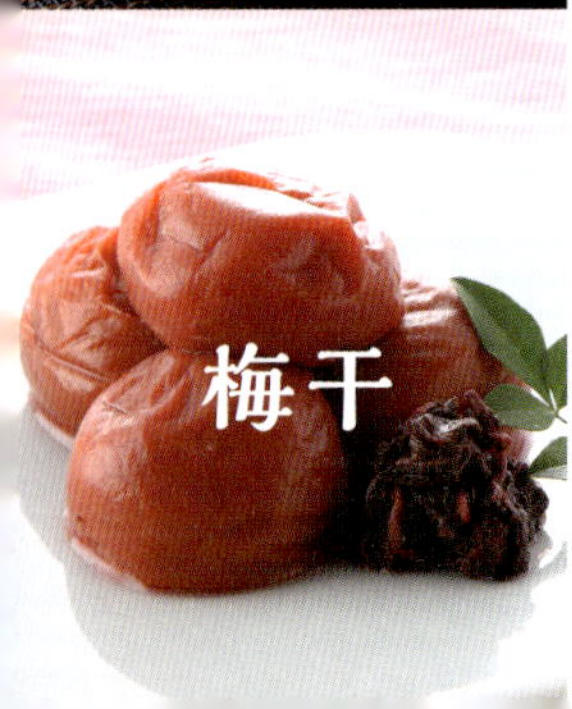
梅干

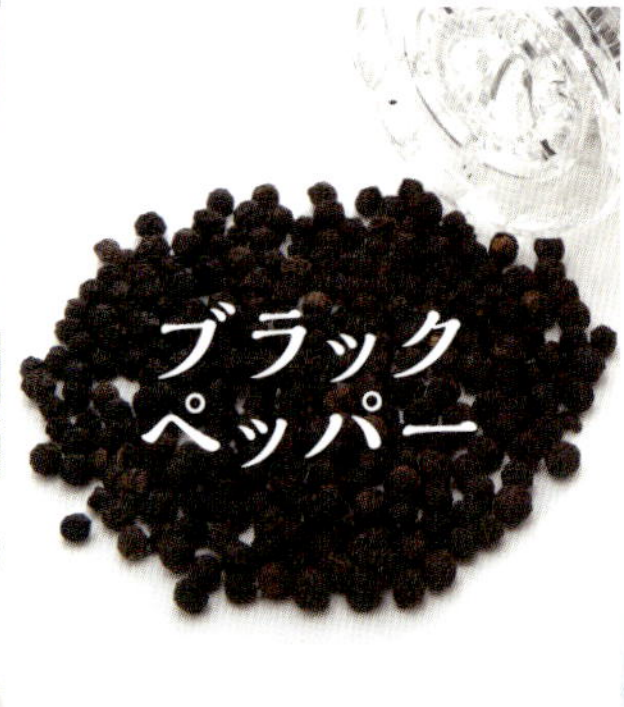
ブラック
ペッパー

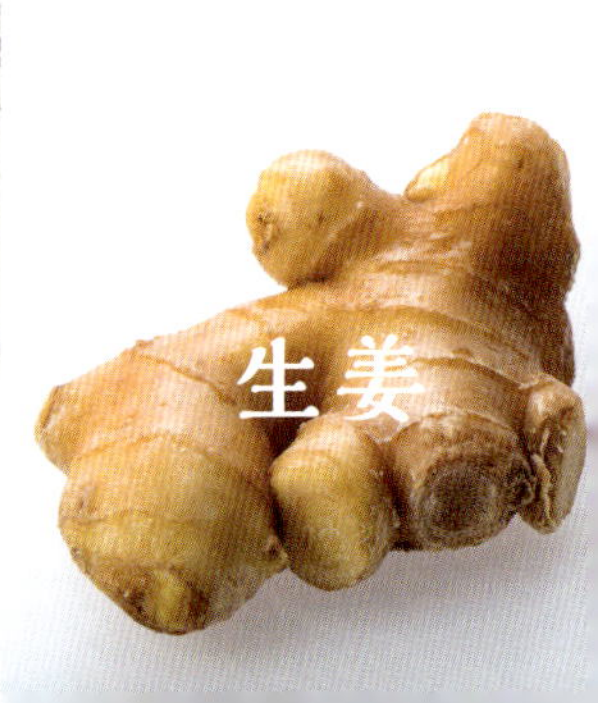
生姜

紅茶を買うときの最大の楽しみは、
「選ぶ」ということ。
今日は何を飲もうかと、
考えるだけでわくわくしてきます。

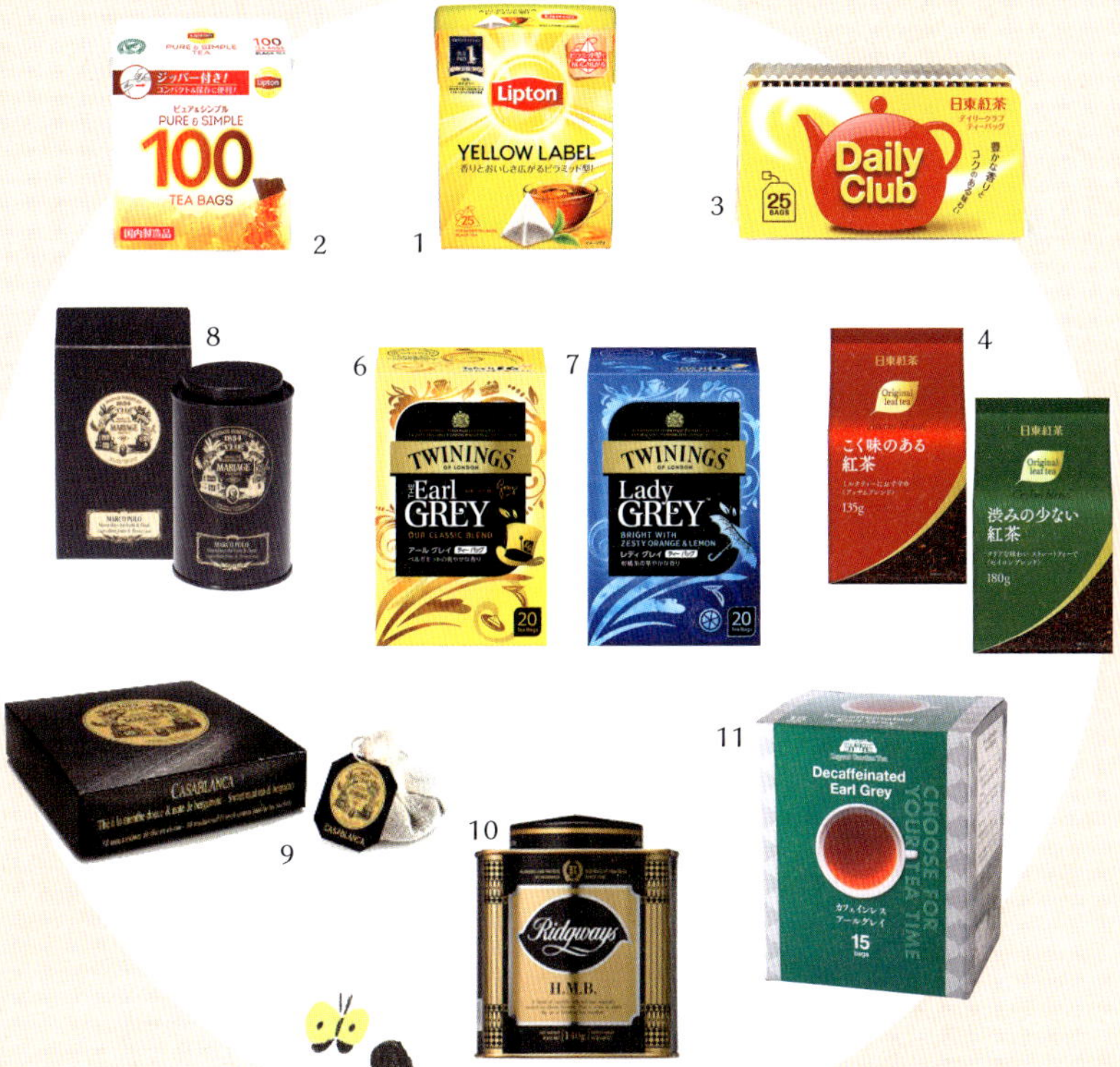

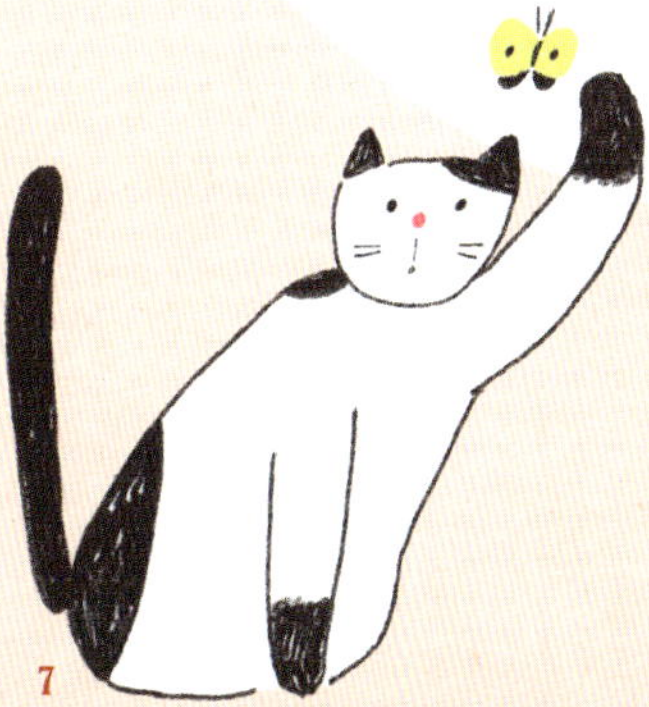

1／リプトン　イエローラベル(p.197)
2／リプトン　ピュア&シンプル(p.197)
3／日東紅茶　デイリークラブ(p.197)
4／日東紅茶　こく味のある紅茶(p.197)
5／日東紅茶　渋みの少ない紅茶(p.197)
6／トワイニング　アールグレイ(p.197)
7／トワイニング　レディグレイ(p.198)
8／マリアージュ フレール　マルコ ポーロ(p.200)
9／マリアージュ フレール　カサブランカ(p.200)
10／リッジウェイ　H.M.B.(p.201)
11／リージェントガーデン　カフェインレスアールグレイ(p.202)

CONTENTS

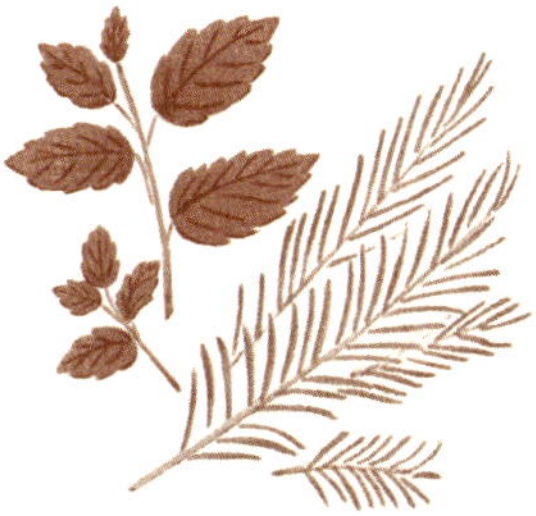

Chapter 6 紅茶のリラックス効果を考える

Chapter 7 あらためまして、紅茶の基本のお話

Chapter 8 紅茶を楽しみつくすために

Chapter 9 さあ、いただきます

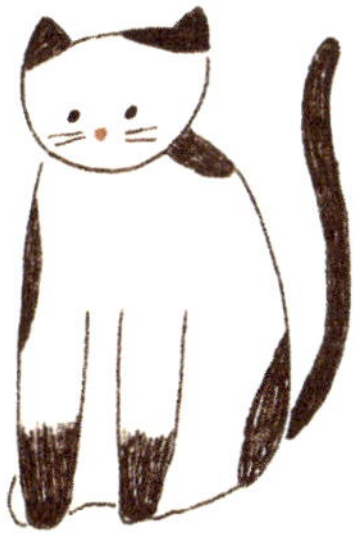

プロローグ

イギリス人と紅茶の話をしていると、よく登場する有名な言葉があります。

もしも寒いと思ったら、紅茶を飲むと体が温まります。
暑いと感じたときは、紅茶が暑さを忘れさせてくれます。
落ち込んでしまったら、紅茶がきっと元気づけてくれるでしょう。
興奮気味のときには、紅茶を飲むと落ち着きます。

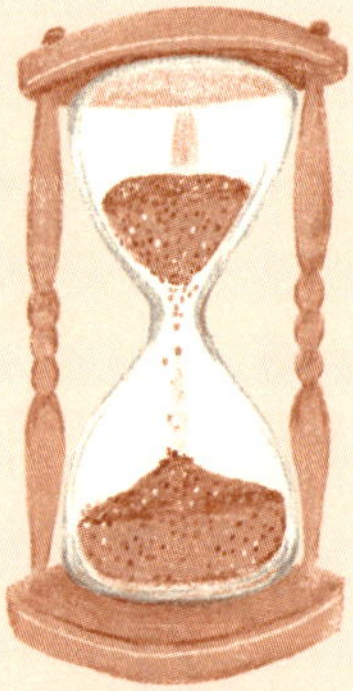

If you are cold, tea will warm you.

If you are too heated, it will cool you.

If you are depressed, it will cheer you.

If you are excited, it will calm you.

これは、19世紀のイギリスの政治家ウィリアム・グラッドストンが語ったという紅茶に関する有名な言葉です。

どんなときも紅茶は、私たちに寄り添ってくれる身近で心強い、そして心安らぐ存在であるという、紅茶が持っているすべてのエッセンスがこの短い4行の中にギュッと凝縮されている、まさに名言です。

映画を見ていると、「紅茶を飲んで気持ちを落ち着けましょう」というようなシーンに出会うことがあります。有名な『タイタニック』のワンシーンにも、ヒロインのローズの母親が怒りを静めようとして、紅茶を用意するように命じるという場面がありました。『タイタニック』だけではなく、ほかの映画でも同様のシーンをときどき見かけることがあります。

世界の歌姫と呼ばれるアメリカの女性シンガーが、喉の調子をいつもよい状態に整えるために、温かい紅茶にハチミツを加えて飲んでいるということを偶然テレビで見たこともありました。

ほかの飲み物ではなく、なぜ紅茶なのでしょうか。そこにはきっと何か、紅茶にしかできない力があるのではないかと、そんなことを考えるようになりました。

紅茶メーカーに勤務していた私が、そんなときに任命された新プロジェクトは、「紅茶と健康」をテーマとしたものでした。文系出身の私にとって、紅茶の科学的な話題にはあまり興味が持てなかったうえ、どちらかというと苦手意識が働いていました。その一方で、興味が持てない苦手な分野だからこそ、知ることのできるいい機会になるのではないかとの思いもあり、悩んだ末にその仕事を担当することになったのです。

そこには、私がそれまで気づかなかった、知りえなかった紅茶の隠れた姿があり、世界レベルでさまざまな研究が行われていることを知りました。ウイルスを撃退したり、血管の健康維持に役立ったり、ストレス解消に効果的だというような、私たちの健康に関する困りごとに役立つ、さまざまな紅茶の可能性が証明されるようになっていたのです。優雅な気分にひたれる癒やしの飲み物という表情とは裏腹に、とても強力なパワーを併せ持っていたことを知り、ますます紅茶に興味が湧いてきました。

今から800年以上前に書かれた、日本最古の茶の専門書『喫茶養生記』は、「茶は養生の仙薬なり。喫茶は延命の妙術なり」という文から始まっています。そして、イギリスで最初に登場したときの茶は、万病に効く神秘の薬として紹介されました。これらは、現在のような研究や実験などによって証明されたわけではなく、茶を活用した人々の経験によって積み重ねられてきた記録です。そういう中でゆるやかに進化しながら飲み継がれてきたものが、現代の科学と技術の進歩により明らかにされていることは、まるで時空を超えた先人たちからのメッセージのように思えてなりません。

「ほらね、だから紅茶を飲むといいってことなのよ」と、歴史上の人物たちが肖像画の奥で微笑んでいるような気持ちにさえなります。

紅茶をはじめとした茶の健康効果に関する研究は、どんどん進化し、具体性を帯びてきています。「おいしい」というだけでも嬉しいことなのに、そこに健康へのプラス要素が加わると、暮らしにもより張り合いが出て、活力が増すことでしょう。

もしかしたら、紅茶があなたの暮らしの不安を軽くしてくれるかもしれません。もしかしたら、紅茶があなたと家族の健康を、明るくしてくれるかもしれません。紅茶好きの方もそうでない方も、紅茶を習慣にしている方もそうでない方も、紅茶によって救われることがあるかもしれません。でも、そういわれても、どう紅茶とおつき合いしていいかわからないという人も、きっと多いことでしょう。

本書では、紅茶のもたらす健康効果のメカニズムをわかりやすく解説し、暮らしの中に気軽に取り入れる方法について紹介いたします。すべてを試す必要はありません。できそうなところから、生活のほんのワンシーンでも結構です。紅茶を登場させてみませんか。

健康維持のために体に働きかける紅茶のパワー、美しさのために心に働きかける紅茶の魅力を知ると、暮らしの中の小さな事柄が好転していくと気づくでしょう。そして、冒頭のウィリアム・グラッドストンの名言の意味を、実感できるかもしれません。

さあ、紅茶の世界がお待ちかねです。ご一緒に、紅茶に会いに出かけることといたしましょう。

Chapter 1

紅茶の殺菌力でインフルエンザを撃退!

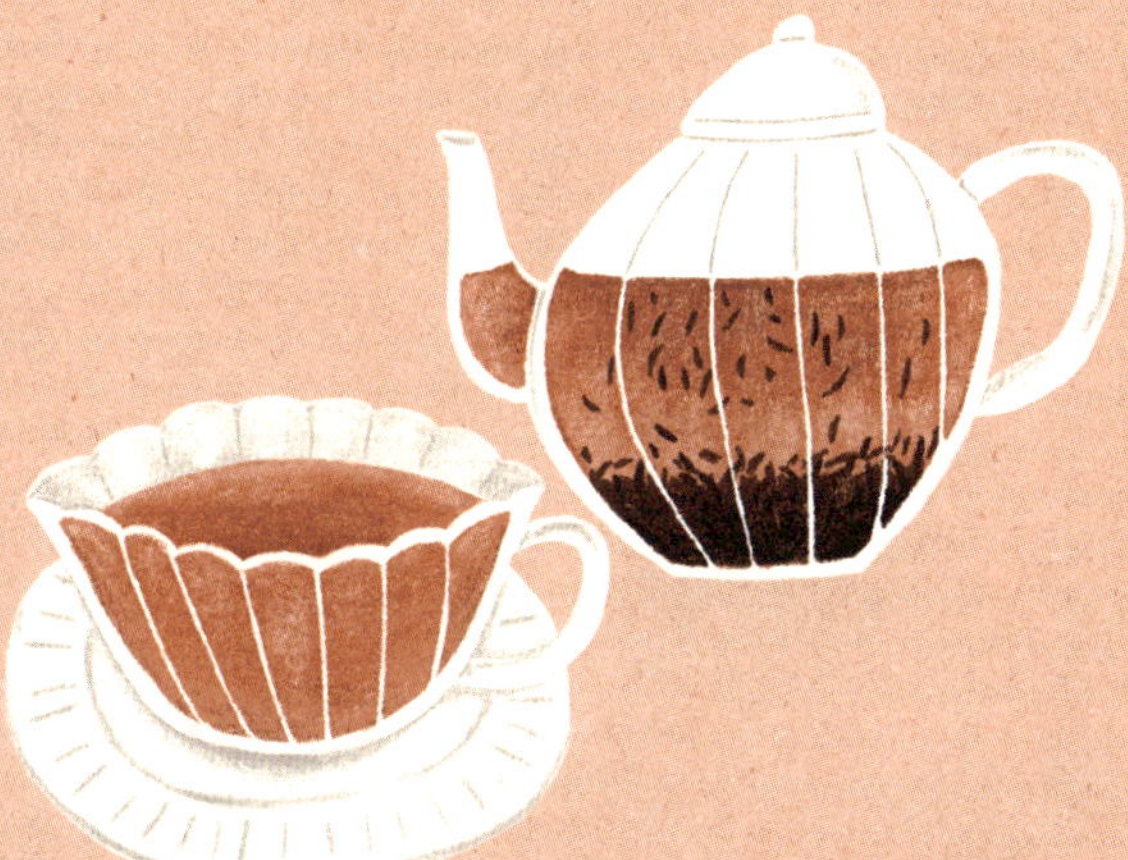

インフルエンザ対策に強い味方登場

空気が乾燥するシーズンになると、インフルエンザの話題が自然と増えてきます。まるで、季節の挨拶のように。

「インフルエンザの予防接種、受けた?」「もう休校している学校があるらしいよ」と、マスクの奥から、こもった声が聞こえてきます。

学校や会社で流行すると、家族にうつることもあり、その家族がまた感染に気づかないうちに学校や会社へ行き……と、どんどん拡がってしまうインフルエンザウイルス。手洗い、うがい、マスクの着用など、きちんとやっているけれど、それでもかかってしまうとなると、どこまで気をつければいいのかと神経質になってしまう人も多いのではないでしょうか。**そんな季節の心配事を、おいしい習慣が緩和してくれたら、寒いシーズンの暮らしも明るくなるかもしれません。**

そのおいしい習慣とは、「紅茶」。紅茶がインフルエンザ対策に効果的だという話題を耳にしたことがある人もいるでしょう。でも、いったいどのように暮らしに取り入れればよいのか、どんなふうにして飲んだらいいのかがよくわからないという声が多いのも事実です。

なぜ、紅茶がインフルエンザ対策に効果的といえるのか、それを暮らしの中で効果的に発揮させるにはどんな方法があるのか、これから紹介していきたいと思います。

暮らしに活かす、飲み方のコツ

私の1日は、お湯を沸かすことから始まります。目覚めて最初にすることは、やかんに水を入れて、火にかけること。沸騰するまでの数分間で、簡単な身の回りの準備をして、朝食の支度に取り掛かるのですが、その頃にちょうどやかんのお湯が沸きます。グツグツと沸騰したお湯を耐熱ガラス製のサーバーに少し入れて温め、温めたお湯は一旦捨てたら、ティーバッグを用意して１リットルの紅茶を作るのです。

通常、おいしく紅茶を飲むためのいれ方は、ティーバッグ1袋に対し、湯の量は200cc。ですが、朝の紅茶は時間に左右されずに抽出させたいので、1リットルの湯量に対し、3袋のティーバッグで作ります。15分ほど入れっぱなしにしておき、ゆっくりと抽出します。朝食の支度の最中、ふと手が空いたタイミングでティーバッグを軽く振って取り出して、朝の「1リットル紅茶」の完成です。

１リットル紅茶のうち、３５０ccは保温ポットに入れて夫の弁当と一緒に持たせ、２００cc×２杯分はマグカップで朝食時にいただきます。残りの２５０ccはサーバーに入れっぱなしにしておいて、それを「うがい用」として利用するというのが、わが家の紅茶習慣。わが家は、夫と私のふたり暮らしですので、１リットル紅茶が１日の中でちょうどよく消費できます。

私は、仕事の最中もよく紅茶を飲みますが、その大半がストレートティーで、ミルクは加えません。もちろんそれは私個人の好みの問題もあるのですが、紅茶にミルクを加えると、インフルエンザウイルスを撃退する効果が弱まってしまうからです。ミルクティーの場合、有効成分がミルクのたんぱく質に取り込まれてしまい、ウイルスの感染力を弱める力がなくなってしまうのです。これは、ミルクだけではなく、豆乳やマシュマロでも同様ですので、インフルエンザ予防を期待して紅茶を飲むときには、少し注意が必要になりますね。

では、砂糖やはちみつなどの甘味料はどうかというと、これは加えても大丈夫。インフルエンザ撃退効果が弱まることはありません。最近はレモンティーを飲む人がだいぶ減ったようですが、紅茶にレモンを加える飲み方は、ビタミンCの効果もプラスされ、ストレートティーよりも高いパワーが期待できるとのこと。**ビタミンCもまた、免疫力を高め、ウイルスを撃退する効果があることから、紅茶にプラスすることで相乗効果が働きます。**

甘みのないものを好まない子どもたちや、食欲のないときなどは、甘みやレモンの爽快さを加えることで飲みやすく感じますので、一石二鳥です。また、イチゴや柿、柑橘類など、ビタミンCが豊富なフルーツと一緒に紅茶を飲むこともおすすめです。食欲がないときは、フルーツと紅茶の組み合わせで、低下しつつある免疫力を鍛えましょう。

子どもや妊婦の場合、カフェイン摂取に抵抗を感じる人も多いかもしれません。紅茶のカフェイン含有量に関しては、Chapter6にて詳しく解説したいと思いますが、まずここでご安心いただきたいのは、最近の研究で、カフェインレス紅茶でもインフルエンザウイルス撃退に効果的だという報告があったということ。カフェインレス紅茶製品は、ここ数年でかなり充実してきており、スーパーマーケットなどでも手に入りやすくなりましたし、手軽なティーバッグ製品も増えてきています。子どもや妊婦、高齢者など、カフェインが気になる人たちには、ぜひカフェインレス紅茶をインフルエンザ対策に役立ててほしいと思います。

さて、最近は紅茶というと、ペットボトルや缶入り、紙パック入りなども、手軽な紅茶飲料として親しまれています。外出先ではとても便利ですが、製品によって製造工程が異なる場合もあり、有効成分の含有量が減っていることも考えられるので、インフルエンザ予防の観点からは、リーフティーやティーバッグを使用して、熱湯による紅茶抽出を行うほうが確実です。

紅茶はとにかく、グツグツとよく沸いている熱湯で抽出すれば、紅茶ポリフェノールがしっかりと溶け出てきます。飲むタイミングは、必ずしもいれたてでなくてもかまいませんので、多めに作って保温容器に入れてオフィスや外出先に持参してもいいでしょう。オフィスの引き出しにマグカップとティーバッグを常備しておき、休憩時間に紅茶をいれて仕事中に口にしたりするのもいいですね。そんな毎日のささやかな紅茶の習慣化が、あなたをインフルエンザから遠ざけてくれるはずです。

紅茶ポリフェノールは、こうして作られる

インフルエンザ予防に効果的な紅茶の飲み方について紹介しましたが、そもそもインフルエンザウイルスを撃退する力は、紅茶のどこに潜んでいるのでしょうか。その正体に迫ってみたいと思います。

私は紅茶スクールを運営しており、カルチャースクールなどでも紅茶講座を受け持っています。その講座のとき最初にお話しするのが、「紅茶も緑茶もウーロン茶も、同じ木の葉から作られる」ということです。このことは、耳にしたことがある人もいるかもしれませんが、なぜ色や味わいが異なる茶になるのかというと、少し話が難しくなってきます。

同じ茶の木の葉から作られるのに、色や香り、そして味わいが違い、種類が異

なる茶になるのは、製造工程の違いによるもの。そしてその決め手は、どのタイミングで熱を加えるかによるのです。茶葉の中には、酸化酵素という成分が含まれており、文字どおり茶葉を酸化させます。熱を加えることで、酸化酵素の働きが停止し、茶葉はそれ以上酸化することができなくなります。茶葉が持っている成分が酸化して化学反応が起こるため、どのくらい酸化するかで異なる香味を作り出しているのです。

緑茶の場合は、茶葉を摘んですぐに熱を加えて酸化酵素の働きを停止させます。ウーロン茶はこのタイミングが製造工程のほぼ半分の段階。**紅茶は、製造工程の最後に熱を加えるため、酸素に触れる時間がもっとも長く、茶葉の酸化がもっとも促進された状態となります。これにより、紅茶特有の成分へと変化していくのです。**

ところで、茶の製造工程の話題になると、よく登場する用語に「発酵」があります。本来発酵とは、微生物が介在して成分が変化する現象で、醤油、納豆、味噌、漬物などはこの働きによって加工された食品。しかし、紅茶の発酵はこれとは異なり、製造工程の中で茶葉の酸化酵素が作用し成分が酸化することを指していうので、科学的には「酸化」というほうが正しいでしょう。紅茶を発酵茶と位置づける表現がいまだに使用され続けるため、会話をしていても、講座を行っていても、混乱することがあります。そのため、「いわゆる発酵」と前置きをしてから、前述のような説明を行うようにしてます。

ちなみに、科学的に異なる現象なのに、なぜこんな混乱するような状況になっているのかというと、19世紀中頃、茶分類の初期段階で、紅茶特有の香りや色の出現には、微生物が介在しているのではないかという研究がなされたことに基づいているようです。この「発酵度合い」によって茶を分類したことが、そのまま定着してしまったからといわれています。

さて、話を「酸化」に戻しましょう。この酸化こそが、ここで述べたいインフルエンザ対策に効果を発揮する決め手になるため、たいへん前置きが長かったかもしれませんが、詳しくお伝えしました。

茶というと、よく知られている成分に「**カテキン**」があります。カテキンは緑茶に多く含まれている印象があるかもしれませんが、もともと茶樹が同じなので、もちろん紅茶にも含まれています。しかし、製造工程上の酸化により、カテキンの一部が少し複雑なカテキン重合物（カテキンがいくつも結合したもの）へと変化していくのです。これが、「**テアフラビン**」や「**テアルビジン**」などと呼ばれる紅茶特有の成分。

これらの成分は、赤みを帯びた紅茶の水色《すいしょく》（紅茶の抽出液の色のこと）のもとになっているもので、テアフラビンはオレンジ色、テアルビジンは濃い赤色を出してくれる美しい色の正体。その美しさを作り出す一方で、強い殺菌力を持つ成分でもあります。この強い殺菌力こそが、インフルエンザウイルス撃退に効果的なのです。カテキン、テアフラビン、テアルビジンは総称して「紅茶ポリフェノール」と呼ばれており、紅茶を構成する成分の主役といっていいでしょう。

同じ茶の仲間である緑茶やウーロン茶、そして嗜好品飲料の代表であるコーヒーにはない、インフルエンザウイルスを撃退する力を持つ成分、それが紅茶だけに含まれる紅茶ポリフェノールなのです。

紅茶パワーで、うつさない、拡げない

この紅茶ポリフェノールは、インフルエンザウイルス撃退に効果的なだけではなく、治りかけの感染予防にも効果を発揮するという点も見逃せません。インフルエンザは、熱が下がったからといって安心するには早く、まだ体内にウイルスが残っています。熱が下がって体がラクになっても、周りにウイルスを振りまいているような状況なのです。日数の目安としては、熱が下がってから2～3日はまだそのような状態が続くといわれているので、その間こそ積極的に紅茶を飲むようにしましょう。

体内、口の中などにいるインフルエンザウイルスを、紅茶を飲むことで撃退すれば、家族への拡散を防ぐことができます。これが徹底されると、集団行動の場における感染拡大を予防することにつながり、学級閉鎖なども減少するかもしれない、とても画期的なこと。オフィスで会議のときの飲み物は紅茶を用意したり、幼稚園や学校などでも、みんなでレモンティーを飲む時間を作ったりということを試してみてはどうでしょうか。

さて、インフルエンザが流行り出すと、よく耳にするのが、「A型」「B型」などのインフルエンザウイルスの種類。紅茶ポリフェノールは、このウイルスの種類に関係なく効果を発揮するという報告がありますので、難しいウイルスの種類について考えることなく、毎日の習慣にできるというのも心強いことです。

「インフルエンザ予防に、紅茶でうがいをするとよい」ということは、もしかしたら多くの人が聞いたことがあるかもしれません。でも、その情報を知っていても、実際に暮らしの中に取り入れるとなると具体的にどんなふうにすればよいのかよくわからないので、なかなか実行に移せないということを、紅茶スクールの受講生からもよく聞きます。

わが家で朝作る「1リットル紅茶」のことをお話ししましたが、この紅茶はすべて飲み干してしまうものではありません。**サーバーの中に数杯分の紅茶を残した状態で、キッチンカウンターの上に置いたままにしたり、夏はサーバーのまま冷蔵庫に入れておきます。つまり、すぐ手の届くところに置くのがポイント。そして、使い捨ての紙コップを常備しておき、いつでも気軽に、手軽に口にできる状態にしてあります。**

主婦はついつい、洗い物を増やしたくないという気持ちが働き、ちょっとうがいするだけのためにカップを出してくることをためらってしまうもの。その小さなためらいがもとで、予防ができないのであれば、いっそのこと使い捨てにしてみたらどうかしらと思ったのがきっかけでした。健康のためであればと、夫にも割り切るように伝えています。１００円ショップに行くと、紙コップはだいたい50~60個入りで販売されています。ひとり1回2円と考えると、なんてリーズナブルでしょう。朝いれた紅茶は、いれたてのときは熱く、うがいには不向きですが、時間が経つと冷めるので、うがいにもちょうどいい温度になります。

うがいをするだけのために、新たに紅茶をいれて、冷まして……という手間を考えると、それだけで習慣化するのにはかなりハードルが高くなります。毎日続ける健康のための習慣は、できるだけシンプルで、できるだけ手軽で、ワンアクションでできることがとても重要なポイント。紅茶うがいだけにかかわらず、私が暮らしの中で心がけていることです。

「紅茶うがい」も効果的ですが、喉を乾燥した状態にしておかないことが、ウイルス予防にはとても重要だと、ある医師から聞いたことがあります。仕事しながら、運転するとき、喉が乾いたままの状態にさせないように、ちょっとずつ紅茶を飲みながら過ごすということも心がけてみましょう。

インフルエンザシーズンにおすすめの紅茶レシピ

食事にもよく合う「梅しそ紅茶」

インフルエンザ対策のための紅茶は、毎日習慣にすることがポイントです。普段紅茶を飲み慣れない人が、いきなり紅茶を習慣にするのは、ちょっと難しい場合もあるかもしれません。そういう人は、食事のときの飲み物として、水や日本茶の代わりに紅茶を取り入れてみてはいかがでしょうか。女性だけではなく、男性にも心地よく飲める味わいで、冷蔵庫にある食品で簡単に作れる、さっぱり軽い和風紅茶ドリンクです。スッキリ飲めるように、熱湯の分量を少し多めにしています。

材料（3～4杯分）

ティーバッグ……2袋
熱湯……500cc
梅干……2個
しその葉……1枚

作り方

1 あらかじめ温めておいたティーポットに、梅干と、しその葉を入れます。
2 ポットに熱湯を注いでティーバッグを入れ、フタをして約3分蒸らします。このとき、ティーバッグは揺らさずに、静かに置いておきます。
3 時間になったら、全体が均一になるようにティーバッグを上下左右に軽く振って取り出します。カップに注いで、できあがり。

＊飲むときは、しその葉は取り除きます。梅干は、果肉をつぶして一緒に飲んでもよいでしょう。

体スッキリ温まる「ホットティーレモネード」

紅茶ポリフェノールとレモンのビタミンCとの相乗効果が期待できるのがポイント。ハチミツの甘みをたっぷり加えると、子どものおやつ時間にもおすすめです。レモンと紅茶の味のバランスを考慮し、熱湯の分量を少し多めにしています。

材料（3～4杯分）

ティーバッグ……2袋
熱湯……500cc
レモンの絞り汁……1／2個分

ハチミツ……ティースプーン2～3杯

作り方

1 あらかじめ温めておいたティーポットに、熱湯を注いでティーバッグを入れ、フタをして約3分蒸らします。このとき、ティーバッグは揺らさずに、静かに置いておきます。

2 時間になったら、全体が均一になるようにティーバッグを上下左右に軽く振って取り出します。

3 レモンの絞り汁とハチミツを加え、よくかき混ぜてハチミツを溶かします。カップに注いで、できあがり。

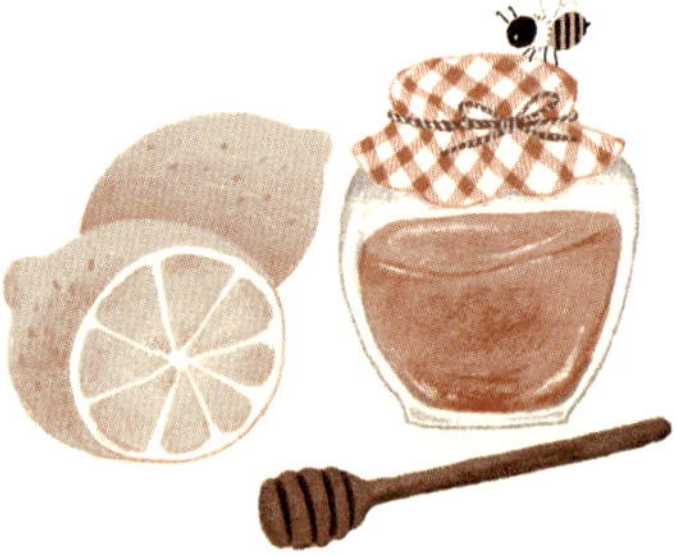

Chapter 2

免疫力を上げて、どんな不調も寄せつけない

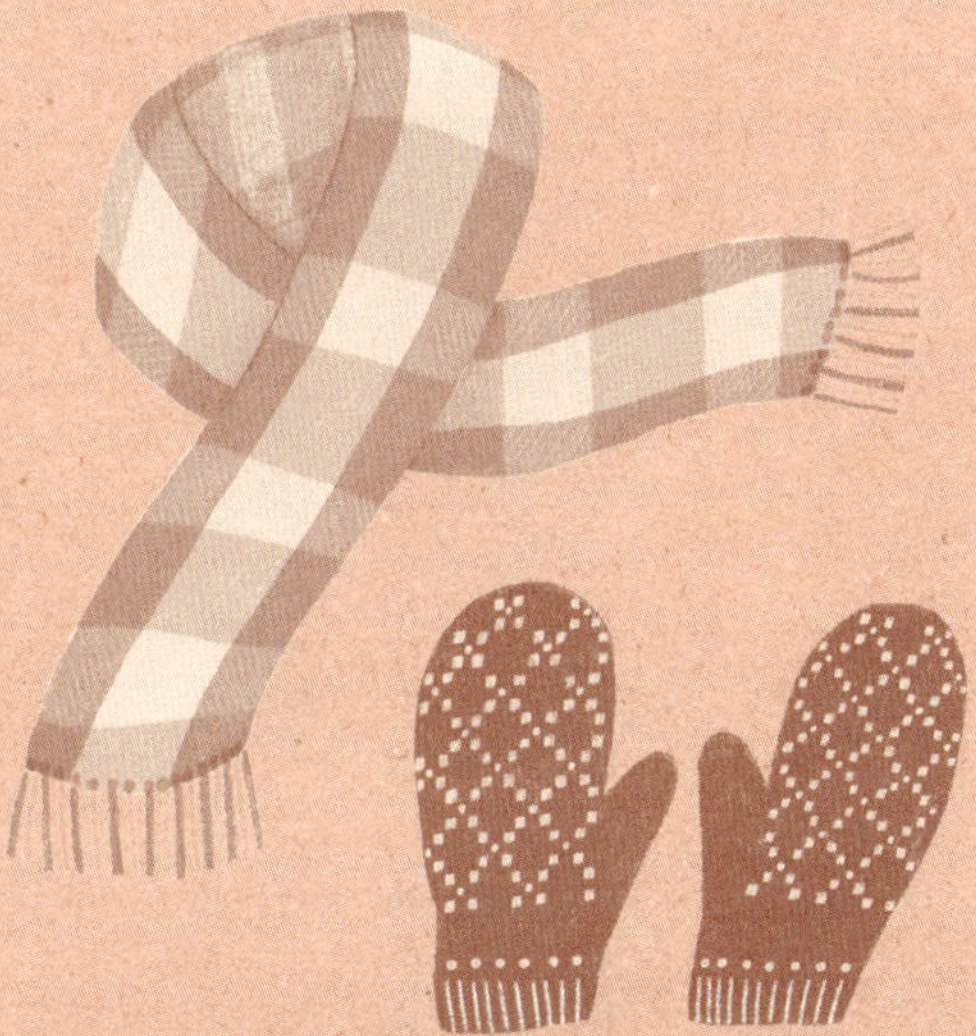

風邪から身を守る基本習慣

Ｃｈａｐｔｅｒ１では、紅茶ポリフェノールがインフルエンザウイルス撃退に効果的であることを述べてきましたが、**紅茶を飲む機会を増やしたり、紅茶でうがいをしたりすることは、インフルエンザ予防だけではなく、風邪予防にも効果をもたらします。**ちなみに正確にいうと、風邪という言葉は、インフルエンザの症状も含みます。インフルエンザはウイルスによって引き起こされ、風邪はウイルス感染のほか、細菌によって引き起こされる場合もあります。

さて、寒い季節に流行るイメージの強い風邪ですが、体に疲れがたまったり、冷房の効きすぎた場所で過ごしたりすると、喉の不調や体のだるさといった不快な症状は、季節を問わず訪れます。でも、「もしかして、風邪かもしれない」と思っても、つい放置してしまう人も多いのではないでしょうか。

風邪は万病のもとといいますが、たいしたことないと過信してちょっと無理をすると、長期間にわたり不調を抱えることになりかねません。免疫力が低下し、些細なことで疲労を感じるようになり、ほかの病気を呼び込みやすくなってしまいます。日頃から、風邪に負けない健康管理を心がけておきたいものです。

私は紅茶スクールのほかに、紅茶専門店を運営しており、1か月毎に営業スケジュールを確定させるため、どんなことがあっても予定どおりに営業をしなくてはなりません。紅茶専門店ではティールームが業務の中心になりますが、現在のところ私ひとりであらゆる業務を行っていることもあり、体調管理にはとても気を遣うようになりました。どんなときでも笑顔で、お客様に最高の紅茶を味わっていただくために一番重要なことは、健康体で毎日を過ごすこと。咳や鼻水などでお客様を不快な気分にさせるようなことは避けたいですし、何よりも自分自身がつらい状態で接客するのはいやなことです。

開業してから2年半になりますが、日頃の健康管理の成果なのか、幸いにもまだ一度も風邪を引いていませんし、インフルエンザにもかかっていません。具体的にどのような対策をしているかというと、まずは睡眠です。どんなに忙しいときでも、睡眠時間を削ってまで、無理に仕事を詰め込まないようにしています。どうしてもやらなくてはならない場合は、思い切ってかなり早めにベッドに入り、朝早く起きて仕事をします。

紅茶の仕事でスリランカに行ったときのこと。「紅茶の仕事をしている人は、朝型の人が多い。製茶工場も朝早いし、オークションも早くから始まる。だから自然と朝型になるんだ。君もこの業界で頑張り続けたいなら、朝型の生活習慣になるように、努力したほうがいいよ」と、スリランカ人のティーブレンダーに言われたことがありました。それが心にグッと来て、当時の夜型生活から、思い切って朝型に切り替えたというわけです。今でも、朝早く起きてモーニングティーを飲むたびに、スリランカ人の彼が言ってくれたあの言葉を思い出します。おかげで、「規則正しい生活」というものがしっかりと身につきました。

健康管理のために気をつけていることのふたつめは、食事です。会社員時代に、紅茶と健康に関するプロジェクトを担当していた私は、食に関する研究者や管理栄養士の先生方と仕事でご一緒させていただく機会に恵まれました。その先生方が強い口調でおっしゃることは、「バランスのよい食事」の重要性でした。

あまりにも当たり前だと思われるかもしれませんが、どんなに体によい食材や食品でも、それだけを食べ続けていたところで健康な体になるとはいえないわけです。体に必要な栄養がきちんと摂取できている基盤があってこそ、体によいといわれる食品の効果が発揮しやすくなるのだということを、そのとき学びました。

それからというもの、私の食生活は大きく変わりました。当時は独身でしたので、ひとり暮らしの食卓は自由気ままなものでした。でも、健康に関するプロジェクトの担当をしているのだから、自らそれを実践していかなくてはという気持ちになり、自宅で料理をすることを心がけるようになりました。

季節の野菜、それぞれの食材の栄養成分や特徴を考えながら料理をするのは、ひとたびやってみると、とても楽しいものでした。食器への盛り付けなども工夫するようになり、自宅で過ごすひとときがとても充実してきて、それまであまり食べることのなかった食材も積極的に食生活に取り入れるようになってきました。旬の豊かな食材を自ら調理することは、体の栄養だけではなく、心の栄養になるのだということを実感した出来事でもありました。

毎日簡単、紅茶温活

睡眠、食事、そしてもうひとつはというと、「どんなときでもできるだけ温かいものを飲んだり食べたりする」という心がけです。つまり、体を冷やさないようにするということ。私自身、冷え性かどうかの自覚はそれほど強くはないのですが、温かいものの摂取を心がける以前は、いつも体のどこかに疲れを感じながら過ごしていたように記憶しています。

何年前か忘れてしまいましたが、ものすごい猛暑だった夏、体のことをまったく考えず、暑さから逃れるために、冷たいものばかり飲んだり食べたりを続けたことがあります。あのときはじめて、「夏バテ」というのを経験しました。体にやる気がでないというのはこんなにつらいものなのかと感じた日々。それからというもの、努めて温かいものを飲もうと気をつけるようになりました。

夏の紅茶というとアイスティーが定番ですが、夏こそ努めてホットティーを飲むようにしています。Ｃｈａｐｔｅｒ１で紹介した1リットル紅茶も、季節問わずホットティーを習慣化しています。紅茶スクールでも、受講生には「夏こそホットティーを飲みましょう」とおすすめしていますが、そういえばこの前、ある受講生の方が報告してくださいました。「先生に言われたとおり、ホットティーを飲むように心がけたら、とても体調が上向いてきて調子がいいです」と。

暑さ寒さを感じたとき、私たちは服装や冷暖房などで寒暖調節ができますが、

内臓はそんなふうにはいかないことを考えると、日々の食事や飲み物で、寒暖調節をしっかりしてあげる気遣いは、とても大事なことだと気づかされます。内臓をきちんと自分の一部として認識し、時には労ってあげることが必要ということですね。その手段として、温かい紅茶を飲む習慣は、もっとも手軽にできる「温活」のひとつです。

中医学的にも紅茶は「温性」

紅茶が「温活」にいいというのは、ホットティーとして飲むからというだけではないようです。

「医食同源」という言葉がありますが、これはもともと中医学の「薬食同源」から来た考え方で、薬と食事は健康を保つうえで根源を同じくするものである、という意味。各個人の体質や体調などに合わせて、どのように食を選び摂取するとよいかを考慮して、食材の持つ性質を理論的に分類し、食生活に取り入れるという考え方が継承されてきました。

その中に、「五性」というものがあります。これは、「体を温める」、「体を冷やす」というような食材の持つ性質を分類したもので、「熱・温・平・涼・寒」に分けられています。

紅茶はここでは、「温」に分類され、体を温める食材とされています。一方で、緑茶は「涼」に分類され、体を冷やす食材とされます。同じ茶類なのに、不思議ですね。どうやら、Ｃｈａｐｔｅｒ１で述べた製造工程の違いによる酵素酸化が関わっているようです。

ちなみに、「温」だからよいとか「涼」だからよくないというものではありません。体を温めたほうがよい体質の人もいれば、体にこもった熱を下げたいときもありますから、食材の性質を把握していれば、体内のバランスを上手に改善できるというわけです。また、ここでいう「温」や「涼」は、食材がもともと持っている性質であって、口にするときの温度ではありません。

このような考えに基づき、中医学的に紅茶は「温性」とされ、冷え性の解消に効果があると期待されているのです。冷え性というと女性の悩みのイメージがありますが、最近では冷え性に悩む男性も増えているようです。外出先や喫茶店などで飲み物に迷ったら、紅茶を選ぶようにすると、冷え性改善の近道になるかもしれません。

ところで、イギリスではクリスマスが近くなると、「クリスマスティー」が登場します。これは、シナモンやクローブ、ジンジャーなどの体を温めるスパイスや、柑橘系のフルーツピールなどを茶葉に加え、数日〜数週間かけて紅茶にその香りを吸収させたもの。スパイシーな独特の香りに包まれ、飲むと体がじんわりと温まります。

もともとはヴィクトリア時代の一般家庭で、風邪予防のために考案されたことから次第に発展してきました。各メーカーによって使用する茶葉やスパイスも異なるので、「クリスマスティー」選びは、クリスマスシーズンのイギリス旅行の楽しみのひとつでもあります。

免疫力アップで万病を防ぐ

私は平熱が高いほうで、だいたいいつも36・5度くらいか、それ以上。学生時代、冬でも手が温かいからと、寒がる友人たちに重宝がられたものでした。言われるまではまったく気づかず、そして意識したことすらありませんでしたが、よく「手が温かい人は、心が冷たい」というので、むしろそちらのほうが若かった私には気がかりだったことを思い出します。

「手が温かい人は、心が冷たい」という真偽を検証すべく、アメリカの大学が研究を行ったという記事を読みました。これによると、「肉体が温まると、無意識に心も温まり、他者への振る舞いがやさしくなるのではないかと推測される」と発表されており、「手が温かい人は、心が冷たい」ではなく「心も温かい」傾向にあると示されたということですから、今更ながらホッとしているところです。

心も温かいのはとても幸せなことですが、体温が健康面でどのようにプラスに働くかもまた、幸せにつながる重要なポイントになります。現代人は、低体温気味の人が多いようです。低体温の主な原因は、血のめぐりの悪さ。便利な暮らしは運動不足を招き、ラクな食生活は栄養バランスを崩し、入浴せずシャワーで済ませるライフスタイルでは、体の中の血液のめぐりが悪くなるのは当然のことでしょう。

免疫力が正常に保たれる体温は36・5度といわれていて、体温が1度下がると、免疫力は30％も低下するそうです。つまり、免疫力を上げるためには、体温が高いほうがいいわけです。温かい紅茶を毎日飲み続けたことにより基礎体温が高くなったという話や、次のＣｈａｐｔｅｒ３で紹介する「生姜紅茶」を毎日飲み続けて低体温が改善したという体験談を、何度も聞いたことがあります。

朝食のときにマグカップ1杯の紅茶を飲む、保温ポットに入れて持参した紅茶をランチタイムに楽しむ、オフィスでの飲み物は紅茶にする、あるいは食後の飲み物は紅茶にする。どんな取り入れ方でもかまいません。暮らしの中で継続できそうな「自分だけの紅茶時間」を見つけて実践してみてはいかがでしょうか。

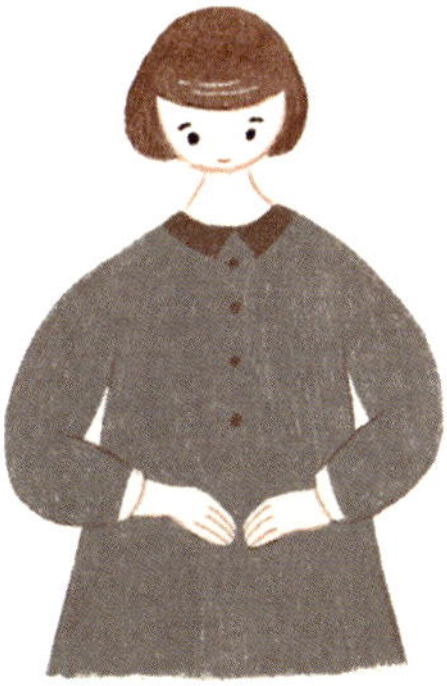

免疫力を上げる、温活紅茶レシピ

じんわり温まる「ペッパーロイヤルミルクティー」

ロイヤルミルクティーは、牛乳の分量が液体の約半分かそれ以上という濃厚タイプのミルクティーのことで、日本で名付けられたメニューです。濃いめにいれた紅茶に好みの分量の牛乳を加える通常のミルクティーとは異なり、たっぷりの温かい牛乳の中で茶葉を抽出するため、味わいも濃厚かつ、まろやか。牛乳がほかの食材の味わいをまろやかにしてくれるので、スパイスとの相性も抜群です。

ブラックペッパーは、家庭での常備率も高い身近なスパイスの代表格。しかも、血流をよくする効果があるため、冷え性改善にも効果的な食材です。紅茶の持つ「温」の効果と合わせると、相乗効果が期待できますね。飲んだときの風味はそれほどペッパーの強さは感じませんが、次第に深いコクを感じ、じんわりと体の中から温まってくることがわかる、おすすめ温活レシピです。

材料（約2杯分）

ティーバッグ……3袋（できあがりの杯数＋1袋が目安）
牛乳……200cc
水（または湯）……200cc
ブラックペッパー（あらびき）……小さじ1

作り方

1 片手鍋に牛乳と水（または湯）を入れ、火にかけます。
2 ティーバッグはあらかじめ小鉢などに入れ、湯（分量外）をかけて浸しておきます（ティーバッグが湿る程度）。このひと手間で、紅茶の成分が抽出されやすくなりますので、大切なポイントです。

3 沸騰直前に**1**を火から下ろします。**2**を、浸した湯ごと加え、そこにブラックペッパーを入れ、フタをして3~4分蒸らします。

4 時間になったら、ティーバッグを引き上げ、全体が均一になるように上下左右に軽く振ってから取り出します。カップに注いで、できあがり。

*グラニュー糖やハチミツなどの甘味料を加えると、よりコクが増した味わいになります。

風邪封じの「みかん紅茶」

手軽に食べることができる冬のフルーツの定番といえば、みかんですね。紅茶は、さまざまな食材との相性が楽しめますが、中でも柑橘系のフルーツは、レモンティーに代表されるように相性抜群です。みかんに含まれるビタミンCと紅茶ポリフェノールの相乗効果で、風邪に対する抵抗力も高まりそうな手軽な1杯をご紹介しましょう。

材料（3～4杯分）

ティーバッグ……2袋
熱湯……500cc
みかん……1個

作り方

1 あらかじめ温めておいたティーポットに、熱湯を注いでティーバッグを入れ、フタをして約3分蒸らします。このとき、ティーバッグは揺らさずに、静かに置いておきます。

2 時間になったら、全体が均一になるようにティーバッグを上下左右に軽く振って取り出します。

3 横半分にカットしたみかんをギュッと絞り入れます。カップに注いで、できあがり。

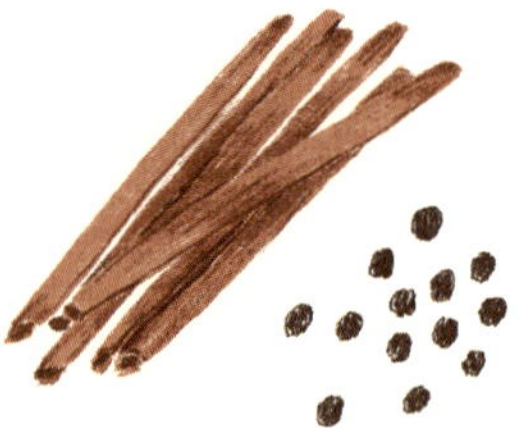

Chapter 3

美容とダイエットに効く!紅茶のパワー

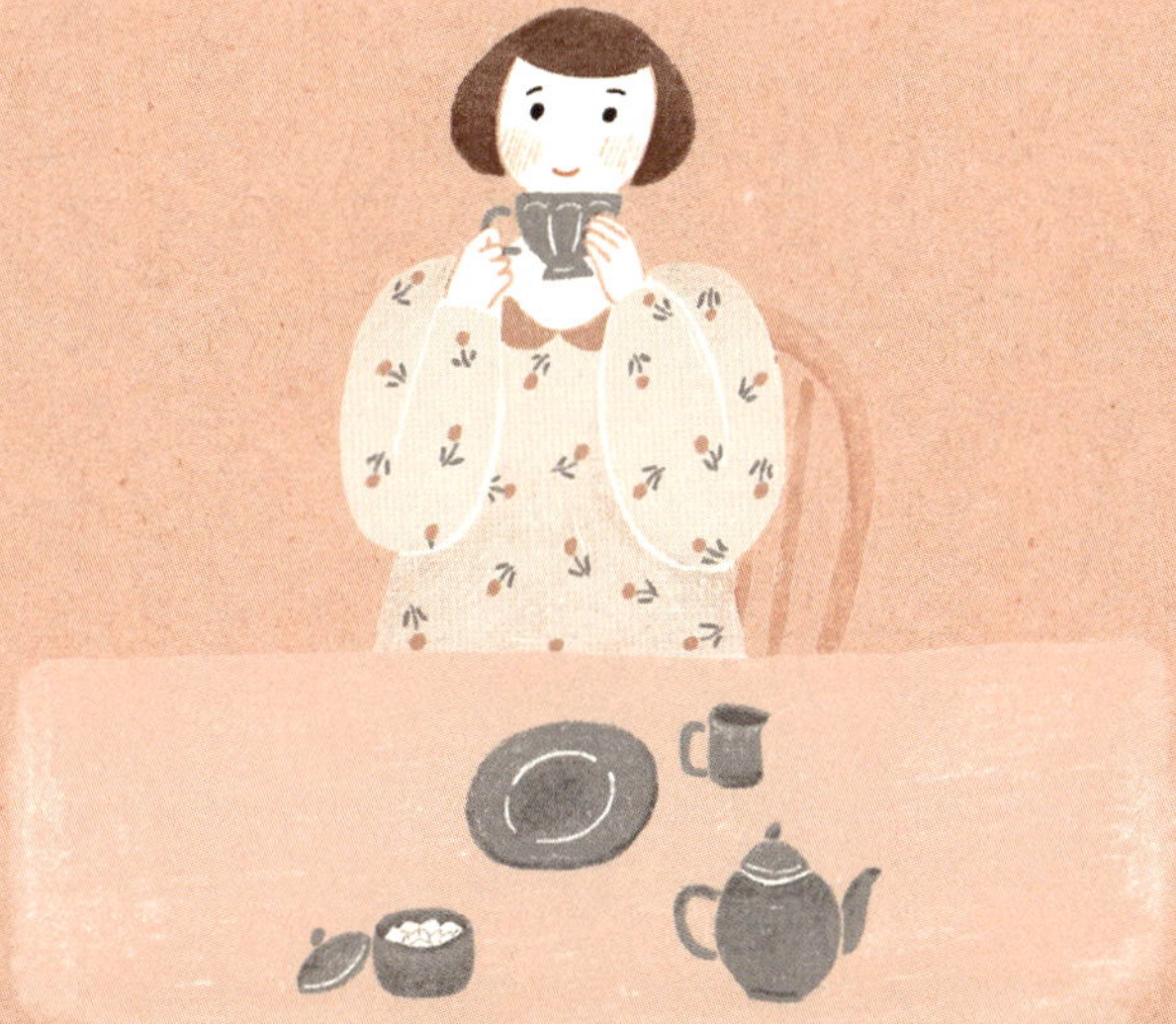

ブームを巻き起こした生姜紅茶、何がすごいの？

本書でも紅茶レシピをご紹介していますが、紅茶はさまざまな食材との相性がいいのも魅力のひとつです。紅茶そのものの風味はしっかりと感じさせながら、加える食材のよさを引き出す力が紅茶にはあるのだと、いつも心から感心してしまいます。紅茶を人間にたとえたら、人にやさしく、友だちが多い、そしてその友だちのよいところを上手に引き出して楽しくおつき合いができる、器の大きな人といったところでしょうか。しかも上品ながら、存在感もあります。そんな人がいたら憧れますし、とても魅力的な人だと想像します。

紅茶は、乳製品やフルーツ、スパイスとの相性も抜群ですし、意外にも、あんこや梅干など和の食材を加えてもおいしく楽しめます。**アイデア次第でどのよう**

にでも楽しめる紅茶と食材の組み合わせの中で、ゴールデンコンビのひとつといえるのが、一時、大ブームを巻き起こした「生姜紅茶」。ダイエットを気にかけている女性を中心に流行りましたが、紅茶と生姜の奏でる味わいのハーモニーは絶妙です。ティーバッグなどで商品化されているものも多く、もはや定番の紅茶メニューといっていいでしょう。

生姜は、体を温める食材の代表格。辛味成分でもある「ショウガオール」は、血行を促進させ、体を温めることで基礎代謝を上昇させる効果があるといわれています。Ｃｈａｐｔｅｒ２でも紹介したとおり、紅茶もまた体を温める効果があることから、生姜と紅茶の組み合わせで相乗効果があるというわけです。

生姜だけでは強すぎて口にしづらいものですが、紅茶のやさしさを借りると途端に生姜の持ち味がよりよく発揮され、習慣にしやすいというのもポイントです。スーパーなどで簡単に買い求めることができる手軽な食材というのもありがたいですし、薬味として常備しているご家庭も多いことでしょう。

生姜紅茶の作り方は、いれたての紅茶にティースプーン1杯のおろし生姜を加えるだけ。生の生姜を使用する場合は、皮ごとすりおろすと、もっとも生姜の有効成分を引き出すことができます。もちろんその分、味わいも強くなりますが、紅茶が和らげてくれるので、きっと大丈夫。生姜をすりおろすのが面倒な場合や、常備していない人は、チューブタイプの生姜でも代用できますから、まずは手軽なやり方で試してみてはいかがでしょうか。味わいのよさ、有効成分の効果については、生の生姜をすりおろしたほうが勝りますが、何事も習慣化するには面倒を省くというのも重要なポイント。できるだけ簡単な流れを作ることもまた、継続するための工夫なのだと思うのです。

ダイエットも、無理な食事制限は長続きしませんね。生姜と紅茶で基礎代謝を上げ、健康的なダイエットを目指しましょう。

運動前の紅茶が、脂肪燃焼を促す

今から30年以上前のマラソン中継では、ランナーのスペシャルドリンクの中身が番組の中で紹介されることがありました。そのときに取り上げられていたのが、ある日本人選手のために用意されたという紅茶を使ったドリンクでした。まだ紅茶の世界に入る前だった私ですが、「マラソンするのに紅茶が入っているドリンクを飲むなんて、なんか不思議だなあ」と思ったものです。

紅茶業界に入ってまもなく、そのときぼんやり思った謎が解けました。体内にある「**脂肪**」と「**グリコーゲン**」が人間のエネルギー源であることは、何となく知っている人もいることでしょう。グリコーゲンといわれてピンと来ない人でも、「**糖質**」なら聞いたことがあるでしょうか？ ごく簡単にいえば、グリコーゲンとは、体内に取り込まれた糖質のことです。

さて、脂肪とグリコーゲン、このふたつのエネルギー源のうち、脂肪は体内に充分蓄えることができますが、グリコーゲンは貯蔵量に限りがあります。マラソンのように持久力が必要な運動では、かなりのエネルギーを必要としますが、グリコーゲンを使い切ってしまうとエネルギー切れを起こしてしまうのです。マラソンのように長時間継続する運動を始めると、通常の場合、先にグリコーゲンが消費されていきます。ところが運動前に紅茶を飲むと、この消費の順番が逆転し、体内にグリコーゲンを蓄えたまま、先に脂肪から燃焼していくということが研究によって証明されています。グリコーゲンが最後まで温存できるため、紅茶がマラソンのときに重宝されるというわけです。

そしてこれはアスリートに限らず、私たちが運動するときも同じこと。せっかく運動するのなら、効果的に脂肪を燃焼させるために、事前に紅茶をいただきましょう。

では、紅茶のいったい何が、このような現象を引き起こしているのでしょうか？　**これは、紅茶に含まれる「カフェイン」によるもの。**カフェインといえば、紅茶よりもコーヒーを思い浮かべる人も多いことでしょう。紅茶とコーヒーのカフェイン含有量に関してはＣｈａｐｔｅｒ６で説明しますが、たしかにコーヒーでも同様の効果が得られるという報告もあります。しかし、口に含んだときの飲みやすさ、ほかの食材と合わせたときの味わいのよさは、紅茶ならではの得意技。健康のためのスポーツだからこそ、水分補給も健康的に工夫したいですね。

こってり系料理も紅茶と一緒なら罪悪感ナシ!?

紅茶に含まれるカフェインの脂肪燃焼効果は、運動前に飲むことで効果が期待できるものです。**運動の約30分前に飲んで、有酸素運動を20分以上継続すること**

で脂肪が燃焼されるという結果が出ました。そのため、この効果を実感するためには、運動が不可欠になります。

しかし、ライフスタイルや体調などにより、有酸素運動を継続してできないという環境にある人も少なくないことでしょう。でも、紅茶はそういう人たちの食生活にも味方するという報告があるのです。**それは、紅茶ポリフェノールを構成する成分「テアフラビン」が、脂質の消化吸収を抑えるというもの。脂っこい食べ物を食べるときに、紅茶を飲むことによって、脂肪を吸収させにくくすることから、肥満防止も期待できるということです。**

たしかに、脂っこいものを口にしたあと紅茶を飲むと、口の中がさっぱりする感覚が得られます。こってりした料理を食べるときや、ランチタイムがいつも外食という場合は、セットメニューの飲み物は紅茶を選ぶことを習慣にすると、継続しやすく効果が得られやすいかもしれませんね。このとき、紅茶には砂糖などの糖分を加えず、ストレートで飲むということをお忘れなく。なぜなら、糖分のほうが先に体内に作用してしまうため、脂肪吸収抑制効果が弱まってしまうからです。紅茶の持つシンプルな力を信頼しましょう。

運動時には、こう飲む！

年々、夏の暑さが過酷になってきているように感じます。体を動かすことは、美容のためにも健康のためにも重要ですが、熱中症や脱水になってしまっては本末転倒。夏の暑い時期は、かなり注意が必要になりますね。夏は屋外でのスポーツも多いため、飲料の準備が不可欠です。こういうとき、いつも持っていく飲料を決めておくと便利。ここまでは、温かい紅茶を飲むことをおすすめしてきましたが、体を動かすときの飲み物は冷たいほうが飲みやすいものですね。

わが家では、主人がよくゴルフに出かけますので、そのときに紅茶をベースにしたドリンクを水筒に入れて持たせます。**真夏の暑いシーズンには、たくさん汗**

をかきますから、汗で流れた体内の塩分を補給するために、ちょっと多めに塩を加えることも。氷をたっぷり入れると、多少強めの塩味もそれほど気にはなりません。口当たりがさっぱりするように、レモン果汁をたっぷり絞って入れることもあります。

少し甘みを感じるほうが飲みやすいのではと思うときは、ハチミツを使用します。**軽めにいれたホットティーにハチミツを加えてよく混ぜ、そこにたっぷりのレモンを絞って、自家製「ハチミツレモン紅茶」を作り、氷をたっぷり入れた水筒に注いで夫に持たせたところ、大好評でした。**ちなみに、なぜ「軽めにいれたホットティー」なのかといいますと、アイスティーにレモンを加える場合、紅茶の味が濃すぎると、レモンとの味のバランスが悪くなってしまうからです。こういうときは、蒸らし時間を短めにしてあっさりといれるとよいでしょう。

ウォーキングのときなども、飲料を持参するとよいですね。ウォーキングは取り組みやすい有酸素運動の代表です。紅茶のカフェインによる効果で、持久力を維持して効率よく脂肪を燃焼させることができますから、ウォーキングを行う30分前に、まずは紅茶をカップ1杯飲んでから、水筒ごと持参するとよいでしょう。

こういう習慣は、何より経済的でもあります。美容のためにを習慣化させたいと思っていても、たとえば高額なサプリメントやエステのように、お金がかかるものだとなかなか続かないもの。家計にもプラスの効果となることは、積極的に習慣にしたいものです。

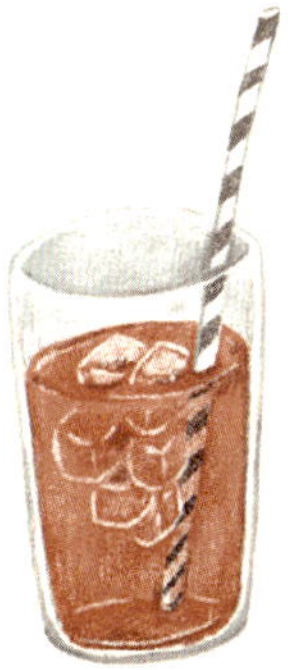

美容と健康のための「疲れない暮らし」

私自身、女性として美容に関しては、もちろん興味はありますが、そのために何か特別なことをするというよりは、暮らしの中で手軽にできることを積み重ねるように気をつけています。Ｃｈａｐｔｅｒ２で触れた睡眠やバランスのよい食事もそうですが、特に美容面では「疲れをためない」「疲れを持ち越さない」ということを、ここ数年、より気をつけるようになりました。

疲れていると、何もやりたくなくなります。料理の支度も面倒になりますから、外食で済ませたり、バランスを考えない簡単な食事になってしまったり。そのときは空腹が満たされたとしても、そんな日々が続くと、さらに疲れが重なっていきますので、悪循環になるわけです。入浴も手抜きになってしまい、シャワーですませる日々が続いてしまいます。汗を流して、体がきれいになればそれですんだとしても、体がしっかりと温まる重要な時間をスキップすることにより、疲れは抜けずに、たまる一方です。

だから、ここ数年の私の暮らしは、「疲れないように暮らす」ことをとても意識するようになりました。**いつでも、やりたいことに、やるべきことに、取り掛かれるような準備ができている暮らし。そんな生活や精神状態にとても憧れを抱いているのです。**

ですから、疲労を回復させる効果があるものに関しては、できるだけ積極的に食生活に取り入れるようになりました。ここでも活躍するのが、先ほどから再三登場している「レモン」です。

使いたいときにすぐに取り出せるよう、レモンは買ってきたらそのまま冷蔵庫に入れるのではなく、くし形にカットしてから保存します。カットしてから保存容器に入れておけば、使いたいときにすぐに取り出すことができますし、その都度、まな板や包丁を汚すこともありません。

毎日の私の紅茶習慣は、朝と夜は必ず。日中は、仕事の状況によって、マグカップ3〜4杯は飲むでしょうか。日中はストレートで飲むことがほとんどですが、特に疲れを感じた日の夜は、食事のあとにレモンをたっぷり絞った熱い紅茶を飲みます。風邪気味だなと感じたときは、ここに生姜のすりおろしをたっぷり加え、喉の調子が不安なときはハチミツをたっぷり入れて。スプーンを使ってよくかき混ぜて飲むと、心がホッと休まるのを感じます。

これは私にとって、ささやかなおまじないのようなものかもしれません。いざというときの安心メニューがあるだけで、暮らしはグンと活力を増すものです。誰が飲んでも違和感なく味わえることもあり、家族や友人にもすすめています。

美容のための紅茶レシピ

疲れも吹き飛ぶ「ジンジャーハニーティー」

体を中からしっかりと温めてくれる生姜と紅茶は黄金コンビです。ここにハチミツを加えることで、より飲みやすくし、ハチミツの疲労回復効果も期待できるという万能レシピ。風邪気味のときなどは、これにレモンを加えるのもおすすめ。

生姜は、スライス、千切り、天日干し、パウダーなどさまざまな使い方がありますが、できるだけ生姜の成分をしっかりと摂るためには、皮ごとすりおろす方法をおすすめします。生姜の繊維質が気になる場合は、茶こしでこしてもよいですが、まるごと摂取したい場合は茶こしを使わないほうがいいので、あえてリーフではなくティーバッグで紅茶をいれるとよいでしょう。

なお、紅茶はハチミツを加えると黒っぽく変色する場合があります。これは、ハチミツに含まれる鉄分によるもの。体に害はありませんが、これを避けたい場合は、アカシアのハチミツを使用するとよいでしょう。アカシアは、ほかのハチミツと比べて色も薄く、紅茶には使いやすいハチミツです。

材料（2〜3杯分）

ティーバッグ……2袋
熱湯……400cc
生姜……約20g（スライスの場合は6〜7枚）
ハチミツ……小さじ2〜3杯

作り方

1 あらかじめ温めておいたティーポットに、熱湯を注いでティーバッグを入れます。
2 すりおろした生姜を加え、フタをして約3分蒸らします。
3 時間になったら、全体が均一になるようにティーバッグを上下左右に軽く振って取り出します。

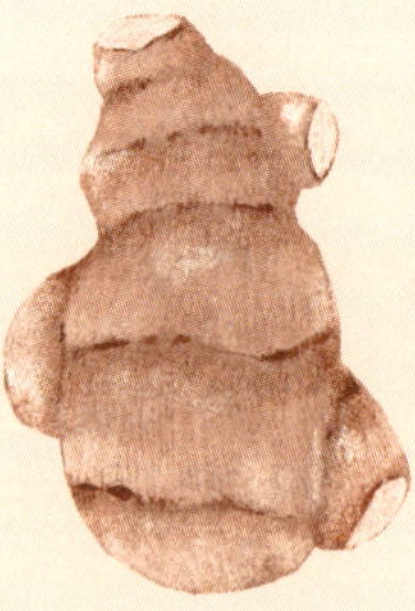

4 ハチミツを加え、よくかき混ぜてしっかり溶かします。カップに注いで、できあがり。

＊レモンの絞り汁を加えると、さっぱりした味わいになりますので、お好みで加えてください。

ちょっと意外な組み合わせ「枝豆豆乳ミルクティー」

枝豆と紅茶？　ちょっと意外に思う方がほとんどでしょう。でも、枝豆がいろいろなスイーツに使用されていることを考えると、なるほど納得と思える味なのです。もともとは、私の地元である秋田県大館市の特産品、枝豆を紅茶に使ったらどんなふうになるかしらと思って考えたレシピなのですが、ティールームで一時期メニューに取り入れたところ、特に女性に大人気でした。

夏が旬の枝豆は、夏バテ防止にもすぐれ、疲労回復にも効果的です。牛乳を豆乳に代えることにより、女性の健康と美容に話題の「大豆イソフラボン」が摂取できるのもポイント。豆乳がたっぷりで満腹感を得やすいので、ダイエット中の飲み物としてもおすすめです。

材料（2〜3杯分）

ティーバッグ……3袋
豆乳……400cc
枝豆……50g
塩……少々
＊お好みでグラニュー糖またはハチミツ

作り方

1 枝豆は、さやから取り出し、すり鉢ですって、粗いペースト状にします。

フードミキサーなどを使用してもよいでしょう。

2 片手鍋に豆乳を入れ、**1** の枝豆ペーストを加えて火にかけます。

3 ティーバッグはあらかじめ小鉢などに入れ、湯（分量外）をかけて浸しておきます（ティーバッグが浸る程度）。

4 かき混ぜながら **2** を熱し、沸騰直前に火から下ろします。**3** を浸した湯ごと片手鍋に入れ、塩少々を加え、フタをして3～4分蒸らします。

5 時間になったら、ティーバッグを引き上げ、全体が均一になるように上下左右に軽く振り、表面にできた豆乳の膜をティーバッグで取り除くようにしながら取り出します。カップに注いで、できあがり。

＊枝豆ペーストも一緒にカップに取り分けて食べることで、枝豆の持つ栄養分もしっかり摂取できるのでおすすめです。

爽やかな味わい「ブルーベリーティースカッシュ」

目によい印象のブルーベリーは、美肌効果に優れたフルーツとしても注目を集めています。皮をむいたり切ったりする手間もありませんから、手軽に楽しめますね。ブルーベリーのかわいい粒を生かした、見た目も楽しめるアイスティーレシピ。炭酸水を加えてシュワッと仕上げるのが爽快で、口当たりのよい味わいです。

材料（約2杯分）

- ティーバッグ……2袋
- 熱湯……200cc
- ブルーベリー……約20～30粒
- 氷……適量（グラスにたっぷり入れます）

炭酸水……適量
レモンスライス……適量（飾り用）

作り方

1 2倍の濃さのホットティーを作ります。あらかじめ温めておいたティーポットに、熱湯を注いでティーバッグを入れ、フタをして約1分半蒸らします。

2 グラスの底に、ブルーベリー数粒を入れ、その上に氷、ブルーベリーの順番で、ブルーベリーがグラスの中に散らばるように、氷の合間に入れていきます。氷はグラスにぎっしりと入れてください。

3 氷の入ったグラスに、2倍の濃さのホットティーを8分目ぐらいまで注ぎます。

4 レモンスライスを飾り、その上から炭酸水を注いで、できあがり。

もっとあります！
紅茶の美容・健康効果

Column 1

紅茶でやさしく日焼け後の肌ケア

日焼けって、しないようにと気を付けていても、肝心なときに予防を忘れてしまい、気がついたときには太陽の下でジリジリヒリヒリ。暑くて流れてくる汗とは違う種類の汗が出てきそうな瞬間です。

そんな日の帰宅後のケアに、ぜひ紅茶を活用してみましょう。どうやら、紅茶ポリフェノールには、日焼けによる肌の炎症を鎮めてくれる効果があるようなのです。こんなとき、紅茶のお風呂にそのまま浸かれたら贅沢ですね。でも、紅茶の色素がつくため、浴槽を洗うのがたいへん。ですから、日焼けで火照った肌に直接、使用済みのティーバッグで湿布してあげるとよいでしょう。ティーバッグは、使用したあと、冷蔵庫で冷やしておくと便利ですよ。

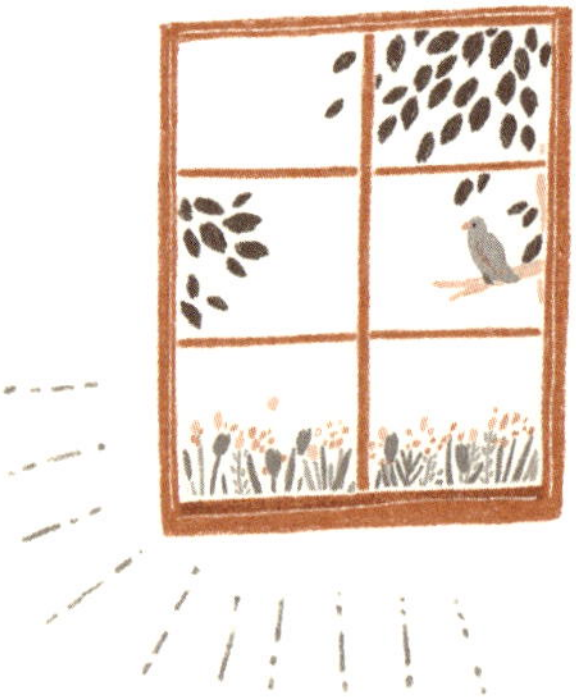

目の疲れに紅茶アイマスク

もうひとつ、使用済みティーバッグの活用方法をご紹介いたしましょう。紅茶は、目の疲れにも効くのです。

パソコンやスマホに向かう時間が1日の多くを占めるという人、きっとものすごく増えていると思います。その積み重ねで、目は知らず知らずのうちに疲れをためてしまっているかもしれません。雑貨店でも、目の疲れを軽減するための多種多様なグッズをよく見かけます。専用のグッズがなくても、ティーバッグがあれば、手軽に目の疲れを和らげてくれますよ。

使用済みのティーバッグを冷蔵庫で冷やし、ひとつずつまぶたの上に乗せて、そのまま目を閉じてリラックス。数分後、ティーバッグを裏返し、再び目を閉じると、目の奥からゆっくりと疲れが取れていき、スッキリできます。

ひんやり感と、ほのかな紅茶の香りにもリラックスできる時間ですね。

腸の不調は、紅茶で好調に

腸が弱ると、体全体が不調に陥りやすくなります。食欲がなくなり、体を動かすことが億劫になってきて、やる気の出ない状態になりがち。そして、腸の不調は肌トラブルの原因にもなりやすいといわれています。

そんな腸の不調にも、紅茶がお役に立ちそう。紅茶特有の成分テアルビジンが、腸の中にいる一部の悪玉菌を抑え、腸内環境をバランスよく整えるという研究報告があるのです。

腸内環境を整える食生活は、毎日の健康管理に重要なポイントとして注目されています。毎日温かい紅茶を飲むことで、健康管理を意識した食生活もまた、リズミカルに整えやすくなりますね。

紅茶で、腸活。腸内をきれいに整えることで、健康的で美しい体を手に入れましょう。

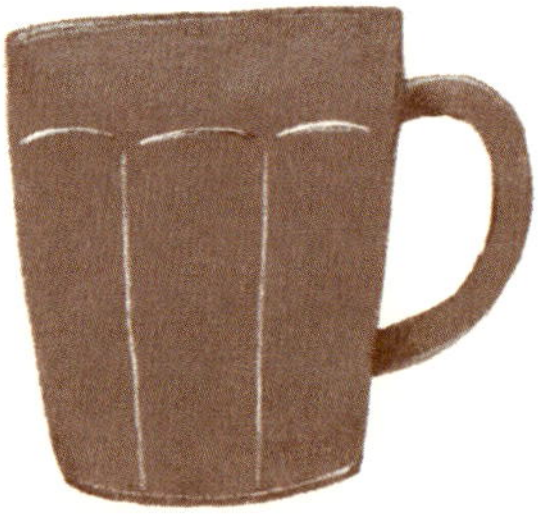

Chapter 4

超一流の抗酸化力でサビない体を作る

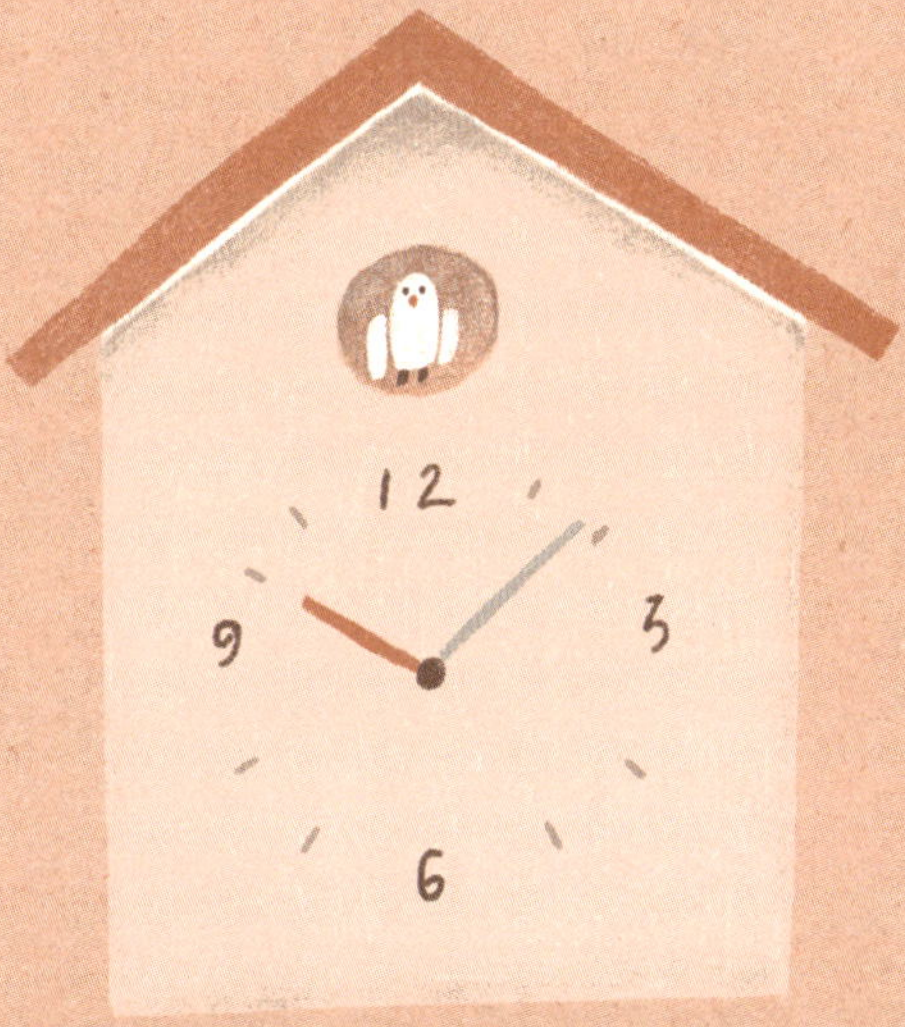

健康寿命を延ばす鍵は、生活習慣病予防

誰でももちろん長生きはしたいもの。でも、その「長生き」には、「健康で」という前置きが必要です。

日本は世界一の長寿国として知られています。2016年の調査では、男性の平均寿命は80・98歳、女性は87・14歳でした。高齢化が進んでいるのは日本だけではなく海外でも同様ですが、ただ長生きするのではなく、健康な状態で長生きするという点において、平均寿命よりも「健康寿命」のほうが重視されるようになってきています。同じ時期の調査で、男性の健康寿命は72・14歳、女性が74・79歳と発表されました。

健康寿命とは、健康上の問題がない状態で日常生活が制限されることなく自立して生活できる期間のことをいいます。平均寿命年齢と健康寿命年齢の間に、結

構な開きがあることが見て取れますが、このデータはつまり、人の支援がないと日常生活に支障があったり介護が必要な年数が、意外に長いということを示しているのです。

ここに大きく関わっているのが「生活習慣病」です。かつては、加齢とともに発症する病気ということで「成人病」と呼ばれていましたが、食生活や運動習慣、飲酒、喫煙、休養のとり方など、毎日の生活習慣が深く関わって引き起こされる可能性があることから、このように呼ばれるようになって20年以上経過しました。

具体的には、運動不足によるものとして、肥満、糖尿病、高血圧症などが挙げられます。食習慣によるものとしては、糖尿病、大腸がん、歯周病などが挙げられます。さらに、進行すると、心筋梗塞や脳卒中などの生命にかかわる病気のリスクにもつながってしまうため、いかに毎日の生活習慣が健康の鍵を握っているのかということを思い知らされます。

抗酸化物質が老けない体を作る

「**活性酸素**」という言葉を聞いたことがあるでしょうか。日常生活ではあまり登場しませんが、健康に関心の高い方は、健康や美容関連のテレビ番組などで耳にしたことがあるかもしれません。この活性酸素こそが、生活習慣病を引き起こす原因となる、目に見えない怖い存在なのです。

私たちは、呼吸をすることで大量の酸素を体内に取り込んで生きていますが、この体内に取り込まれた酸素の一部が活性酸素になります。本来、活性酸素は体内で細菌やウイルスを退治してくれる働きがあるのですが、活性酸素の量が過剰になると、突然役割を変え、体内に悪影響を及ぼし始めます。活性酸素の量が過剰になる要因としては、喫煙や大気汚染、ストレスなどが考えられるといわれています。

過剰になった活性酸素は、正常な細胞や遺伝子に対して攻撃し、酸化させます。酸化させるというのは、金属がサビるのと同じように体をサビつかせること。これが老化を早め、さまざまな病気を引き起こす原因になるらしいのです。

体を守ってくれるはずの活性酸素が、増えすぎると悪者になるなんて。人数が増えると仲間割れしてしまう人間関係を、ふと想像してしまいました。でも、そんなときってどうするでしょうか。ドラマや映画の世界なら、誰か勇敢な人が仲裁に入って、統率を図ったりするでしょう。実は、それはドラマの世界だけではありません。**私たちの体内で、過剰に発生した悪者、活性酸素に立ち向かう勇敢な存在があるのです。それは、「抗酸化物質」と呼ばれる、活性酸素そのものを取り除く物質のこと。**この抗酸化物質は、私たちの毎日の食事から摂取することができます。解決の手がかりはとても身近なところにあるというわけなのです。

抗酸化物質は、毎日継続がポイント

生活習慣病を予防するためには、体の中に過剰に発生する活性酸素をやっつけなくてはいけないということがわかりました。しかし、この活性酸素はなかなか手ごわい強敵で、まとめて一掃することはできません。もぐらたたきのように次から次へと発生するので、退治することをやめたり、休んだりすることができないのです。そんなふうに考えると、疲れてしまいそうですね。でも、疲れることなく活性酸素を退治し続けてくれる強い味方が、身近なところに豊富にあるのです。それは何かというと、「食べ物」や「飲み物」など、毎日の食生活。私たちが口にするほとんどの食材に、大なり小なり抗酸化物質が含まれているといわれています。

大なり小なりといいましたが、食材によって抗酸化力にも差があります。抗酸化力、つまり活性酸素を退治するパワーの強さのことをいいますが、実は紅茶の持つ抗酸化力は、数ある食材の中でもハイレベルだという報告があるのです。

抗酸化物質としてよく知られているものとしては、野菜や果物などに多く含まれるビタミンC、E、βカロテンが挙げられます。ここで再登場するのが、「紅茶ポリフェノール」。紅茶ポリフェノールもまた、強い抗酸化力を持っていて、ある研究ではビタミンC、Eよりも強い抗酸化力があるということが明らかにされています。

アメリカ農務省が行った実験では、抗酸力が高いとされるニンニク、ブロッコリー、ニンジンの食事1回分よりも、紅茶1杯のほうが、さらに活性酸素を退治するパワーが強いということが報告されています。紅茶って、すました顔をしているわりに、ものすごい底力を持っているんだなと、感心してしまいます。

こんなふうに、紅茶の持つ抗酸化パワーのすごさを知ると、とにかく紅茶をたくさん飲めば安心と思われがちですが、気をつけたい重要ポイントもあります。まず、この抗酸化物質は、たくさん摂取して貯めておくということができません。**毎日継続して摂り続けることで、着実に活性酸素を退治し続けるという点が重要ポイントその1**です。だから、毎日の習慣にするというのが健康維持のためにとても大切になります。でも、ニンニクやブロッコリーを毎日欠かさず食べるのは少し難しいかもしれません。そういう点において、**紅茶の場合は自宅でも、オフィスでも、外出先でも気軽に手軽に口にすることができますね。その手軽さを、味方につけてしまいましょう。**

そしてもうひとつ、抗酸化物質は単体でも効果はあるのですが、ほかの抗酸化物質と一緒に摂取することによって、相乗効果でさらにパワーアップするのだそうです。つまり、**同じ目的を持った仲間同士が出会って、活性酸素をやっつけようという力がより強くなるという点が、重要ポイントその2。**先に紹介したとおり、**紅茶はさまざまな食材との相性がよいため、食事と一緒に味わったり、食材**

を紅茶に入れたりして、プラス効果を得やすい飲み物ともいえますから、とても実践しやすいというメリットがあります。本書で紹介しているさまざまな紅茶レシピは、味わいのよさや意外性だけではなく、この抗酸化物質のプラス効果という点から考えても有意義なものだといえましょう。

ベジタブルファースト・ウィズ・ティーで体をコゲつかせない

日本は、飲料の種類が豊富で、ペットボトル飲料や缶飲料も次から次へと新たな商品が登場します。外食シーンでも選択肢が実に多いので、いつも紅茶にしようと決めていても、あれこれ目移りしてしまい、きっと迷ってしまうことでしょう。また、イメージ的にも紅茶というと、ケーキと一緒に午後のティータイムという先入観に支配されがちな飲み物でもあります。ですから、日本においては紅茶を飲むシーンが限定されがちなことは否めません。

もしもこの紅茶に、食事中に飲むことで、健康にプラスになる効果があるとしたら、いかがでしょうか。そんな朗報が、いくつかの研究によって報告されているのです。

その中で注目されているのが、紅茶による食後の血糖値上昇抑制効果です。血糖値とは、血液中の「**グルコース**」（ブドウ糖）の濃度を表す数値のこと。Ｃｈａｐｔｅｒ３で登場したグリコーゲンと名前が似ていますが、グリコーゲンは、複数のグルコースが結びついた物質です。

私たちが食事をすると、一時的に血糖値が上がります。すると「**インスリン**」というホルモンが分泌され、平常値に戻すよう指令が出されます。血糖値は食事の内容や体調によっても変化し、高い状態が続くと体に悪影響を及ぼし、糖尿病をはじめとする生活習慣病のリスクが高まるのです。

食事のとき、食べる順番を考えて、できるだけ野菜から食べるようにしましょうという話を聞いたことはありませんか？　これは、野菜を最初に食べることで、食後の血糖値上昇がゆるやかになることがわかっているからです。どんなにお腹が空いていても、どんぶりご飯からガツガツと食べてしまっては、血糖値が急激に上昇するためよくありません。「食事はベジタブルファーストで」というキャッチフレーズがあるほどです。

そしてここに紅茶が加わると、さらによいことがわかりました。紅茶を飲みながら食事をすると、食後の血糖値上昇を抑えることができるのです。**「ベジタブルファースト・ウィズ・ティー」。今日からは、食事のメニューに紅茶も加えてみましょう。**食後ではなく、食前、食中に水感覚で飲むことをおすすめします。セットドリンクのタイミングは食後派が多いように見受けられますが、血糖値上昇を抑える効果を狙うなら、食前に出してもらいましょう。

さて、ほかにも食事中に紅茶を一緒に飲むとよい事例があります。それは、血管の健康に関する研究で明らかにされました。

ハンバーガーやステーキなどのような、こってりとした脂肪分の高い食事は、血管内皮（血管の内側の皮）の損傷リスクが高いといわれていました。**しかし、このような高脂肪食と一緒に紅茶を飲むことで、血管内皮損傷リスクが軽減されることがわかったのです。**

たとえば筋肉を鍛えるなら筋トレをすればいいですが、血管は、そんなふうに鍛えることができません。なにより目に見えず感じにくいですよね。だからこそ、「血管の健康」を保つためには食生活が重要になるわけです。

食生活の重要性というと、ダイエットや肌の状態などのように表面上わかりやすいことにしか目がいかなくなってしまいがちです。見えるからわかりやすいともいえますけど。でも、命を育む体の細部に染み渡るものこそが、毎日の食事の質によって大きく変わってきて、結局は「見えるからわかりやすい」ところにも影響を及ぼすことになるのだと思います。

食後のデザートやティータイムのお供だけの紅茶からは卒業です。これからは、「食事と一緒に紅茶」の時代。もちろん、食後のデザートと一緒に、ティータイムにケーキと一緒に、も健在です。だって、紅茶って本当にたくさんの種類があって、好みや食べ物によっていろいろ選べるのですから。そんなことを考え、楽しみながら暮らすというのが、私にとって人生の醍醐味なのかもしれません。

紅茶パワーは料理にも活かさないともったいない

「食事と一緒に紅茶」の時代といいましたが、いくら種類がたくさんあるからとはいえ、これでは飲み物といったら一日中紅茶、年がら年中紅茶を飲まなくてはいけないじゃないか、と思われるかもしれませんね。嗜好飲料がこれだけ豊富にあるのですから、ほかのものも味わいたくなるのは当然です。

そこで、紅茶を「飲む」以外の選択肢を作ってみてはいかがでしょうか。紅茶の長所を、料理に活用してみるのです。

たとえば、よくレシピ集などでも紹介されている「紅茶豚」。これは、角煮用のブロック豚肉を紅茶で煮たものですが、紅茶で煮ることによって脂が適度に落ち、とてもしっとりとしたおいしい食感になりますし、豚肉の臭みも消してくれます。紅茶豚にはさまざまなレシピがありますが、私個人が紹介しているレシピで使う材料は、紅茶と豚肉だけ。調味料やスパイスなど、一切入れません。一旦煮てしまえば、そのあとの味付けは自由にできます。あえて調味をしないことにより、料理に活用できるバリエーションがかなり広がります。

私は、チャーハン作りにかなりハマったことがあり、こだわりも人一倍ですが、チャーハンの具にこの紅茶豚を入れることによって、理想的なチャーハンができるようになりました。レシピ……といっても、ただ紅茶液で煮るだけですが、96ページでご紹介しますので、ぜひお試しください。

紅茶液をたっぷり使ったスープもおすすめです。紅茶液を加えることで、味がまろやかになるのです。そのうえ、紅茶の成分もしっかりと取り込めますから、健康メニュー間違いなし。紅茶豚の煮汁を活用してもいいですね。

脂を落とす、味をまろやかにするという点から、「紅茶しゃぶしゃぶ」などもおもしろいメニューです。ずいぶん前ですが、台湾に出張したときに、ミルクティー鍋というのを食べた記憶がありますが、とてもあっさりして食べやすかったことを思い出しました。

これ以外にも、「色をつける」ということが料理で活かされる場面もあります。その代表的なメニューが「煮卵」です。煮卵は、かなり色の濃い調味料で煮込んでもしっかり色がしみこむまで一晩以上かかります。ところが、紅茶液の力を借りれば、短時間でしっかりと色がつくのです。沸騰した煮汁にティーバッグを1～2袋入れて、調味料を加えて煮たあと、30分程度煮汁の中に入れたままにしておくだけ。これで、とてもキレイな色に仕上がります。時短レシピとしてもありがたいですね。

生活習慣病リスクを下げる紅茶レシピ

料理のレパートリー広がる「紅茶豚」

豚肉を紅茶で煮ることで、豚肉の臭みが消え、しっとりとした柔らかいおいしさになります。いただくときは、好みの調味料をかけて、おつまみ感覚でも、角切りにして、炒飯の焼き豚代わりや、ラーメンにトッピングしても。スライスしてサラダにトッピングしてもおいしくいただけます。

材料（作りやすい分量）

ティーバッグ……2袋

水……1ℓ（鍋に入った肉が隠れる分量で調節）

豚バラブロック肉……200g

作り方

1 鍋に水を入れ火にかけ、沸騰したらティーバッグと豚肉を入れ、中火で約3分煮ます。
2 火を弱火にし、ティーバッグを取り出したら、約40分間、煮込みます。
3 豚肉を取り出したら、できあがり。

紅茶風味の「オニオンスープ」

紅茶には、味わいをまろやかにし、コクを出してくれるという隠し技があります。抗酸化パワーの高い玉ねぎと合わせると、紅茶のパワーとの相乗効果で強力な抗酸化メニューになります。パンやクラッカーを添えて、夜食にもおすすめです。

材料（2〜3人分）

玉ねぎ……1／2個
ティーバッグ……1袋
水……500cc
コンソメの素……1個
醤油……小さじ1
塩、コショウ……少々
オリーブオイル……少々

作り方

1 薄くスライスした玉ねぎを、軽く熱してオリーブオイルを引いた鍋で、しんなりするまでよく炒めます。

2 鍋に水とコンソメの素を入れ、沸騰するまで煮ます。

3 沸騰したらティーバッグを入れて、弱火で約3分煮たあと、ティーバッグを取り出します。

4 醤油を加え、塩、コショウで味を整えて、できあがり。

サクサク味わう「フレッシュアップルティー」

フルーツの中でも抗酸化力が高いリンゴは、積極的に食生活に取り入れたい食べ物です。アップルティーも数々の商品があり、紅茶との相性は抜群。この相性を存分に活かした、フレッシュなリンゴの香味を楽しめるメニューです。

材料（2～3杯分）

ティーバッグ……2袋

熱湯……400cc
リンゴ……1／2個

作り方

1 リンゴは食べやすい大きさにスライスし、あらかじめ温めておいたティーポットに入れます。

2 ポットに熱湯を注いで、ティーバッグを入れ、フタをして約3分蒸らします。

3 時間になったら、全体が均一になるようにティーバッグを上下左右に軽く振って取り出します。カップに注いで、できあがり。

＊中のリンゴもティーカップに移し、一緒に味わいましょう。

Chapter 5

お口のトラブルは、紅茶がすべて解消！

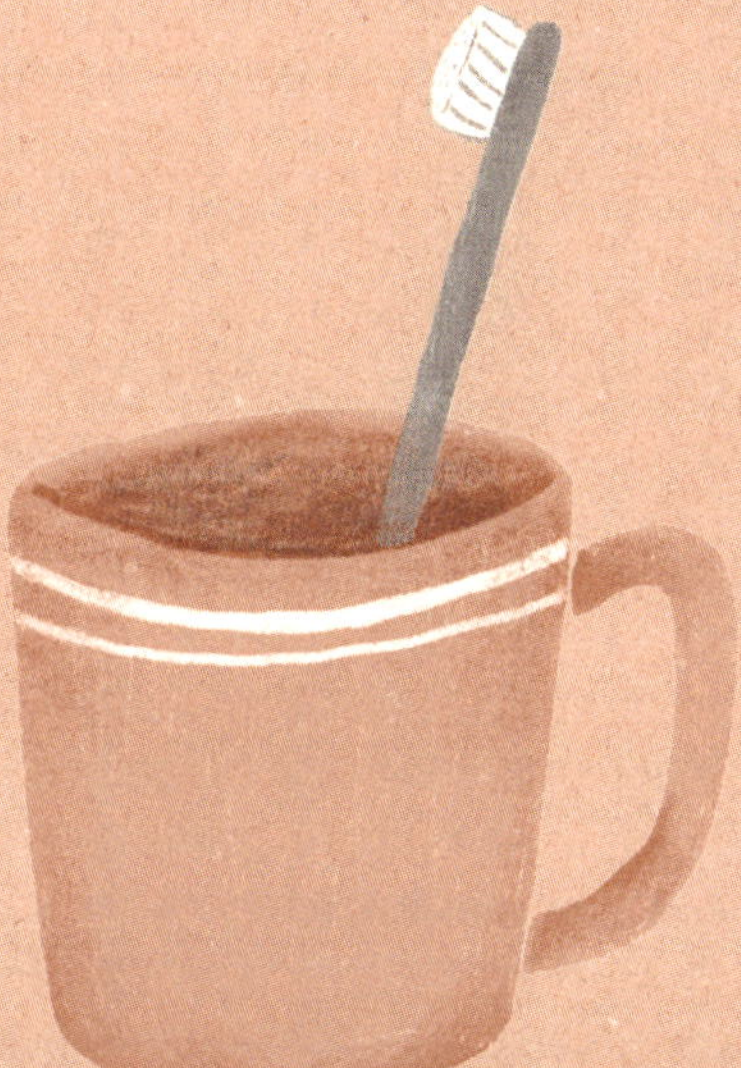

関心が高まる口内の健康管理

日本人の1日平均の歯みがき回数は、2・7回だそう。これを365日で計算してみると、年間合計1000回近くの歯みがきを行っていることになります。

口の中の健康への関心度は、20年ほど前から大きく変化してきているようです。オーラルケア製品を取り扱うメーカーのデータによると、以前は歯みがきの目的の筆頭は「虫歯予防」でしたが、今は「歯周病予防」がダントツです。オーラルケア用品も、歯みがき粉、歯ブラシ以外に、液体マウスウォッシュ、歯間ブラシやデンタルフロスといった商品も、特別なものではなくなりました。

歯科医にかかっている患者の意識もずいぶんと高まっているとのこと。以前は、痛みを感じてから治療のために歯科医を訪れることが多かったのが、近年は、予防のために訪れる患者の増加が目立つのだそうです。歯石除去のために定期的に通院する患者が増えていることは、厚生労働省のデータでも明らかになっています。

オーラルケア製品も、以前は家族で同じものを使用していたのが、家族それぞれの年齢や症状に伴う異なったニーズによって、自分に合った製品を各自が選ぶ時代に変化しているようです。

私は、長年勤務した紅茶メーカーを退職したあと、２年ほど流通専門誌の編集記者をしていました。そこで、オーラルケア市場の特集記事を担当した際、大手メーカーや販売店、歯科医師のもとに足を運び、直接取材して回ったことがありました。そのとき聞いた情報で、もっともニーズが高かった症状が「歯周病」でした。ドラッグストアの売場などを見ていても、いちばん多く目にするワードは、歯周病ではないでしょうか。実はこの歯周病に、紅茶が有効に働くという報告があるのです。歯周病と紅茶の関係に、迫ってみましょう。

歯周病ケアに紅茶が有効な理由

歯周病とは、歯垢に含まれている歯周病菌によって引き起こされる、細菌感染症のことです。感染すると、歯ぐきや、歯槽骨《しそうこつ》という歯のまわりの組織に炎症が起こります。つまり、口の中に細菌が発生して、歯ぐきが腫れたり、出血したり、最終的には歯が抜けてしまったりという症状のことで、歯を失うもっとも大きな原因の病気の総称が、歯周病なのです。

歯周病は、自覚症状がないまま進行してしまうという怖さがあり、なんと日本人の約80％が歯周病にかかっているとさえいわれています。痛みがないので大丈夫と思い、そのまま放置しておくと、あとでたいへんなことになってしまうというのが歯周病の怖さ。でもその一方で、日々のケアを心がけていると、進行を防ぐことができるという、予防しやすい病気でもあります。

この歯周病予防に、紅茶が活躍するという報告がありました。ここでもまた、何度も登場してきた「紅茶ポリフェノール」が力を発揮するのです。紅茶ポリフェノールには、抗菌作用があるため、虫歯菌や歯周病菌の増殖を抑えてくれます。ある研究では、緑茶よりも紅茶のほうがそのパワーが強いと報告されました。

食事のあと、歯みがきをする環境にない場合などは、紅茶を飲んだり、または紅茶で軽く口をゆすぐことで、歯周病菌を抑えることができます。ただこの場合、紅茶は無糖であることが必須となります。糖分が含まれていると、虫歯菌が増殖しやすくなるため、逆効果になってしまうからです。

そして、レモンティーも避けたほうがよいでしょう。それはなぜかというと、口の中が酸性になってしまうから。口の中が酸性状態になることで、虫歯、歯周病に次ぐ第三の口腔疾患を引き起こす危険があるためです。このことについては、次の項で触れることとしましょう。

健康意識の高い人ほど陥りがちな「酸蝕症」

フルーツやお酢、そしてワイン。健康や美容によいというイメージがあり、積極的に摂るようにしている人も多いのではないでしょうか。ポリフェノールの一種レスベラトロールが含まれていることから、赤ワインなどはブームにもなりましたね。これらの食品には共通点があるのですが、なんだと思いますか？　答えは、「酸」が含まれていること。近年、この酸によって歯のエナメル質を溶かしてしまうという現象が問題となっているようなのです。

これは**「酸蝕症《さんしょくしょう》」**と呼ばれ、欧米では日本よりも早く研究が進められてきました。日本でも、虫歯、歯周病に次ぐ第三の口腔疾患として注目されており、この症状を持つ人も増えてきているといいます。**とりわけ、健康意識の高い人は、酸**

性度の強い食品を口にする傾向にあります。先ほど述べたワイン、お酢、フルーツのほかに、柑橘系のジュースやドレッシング、炭酸水なども挙げられるでしょう。

お酒やジュースなどはほとんどがその危険性をはらんでいますが、長い時間をかけて飲み続けるようなことをしなければ、唾液によって中和されるのでそれほど心配はいりません。お酒をゆっくり飲みたい場合は、水を一緒に飲みながら過ごすとよいでしょう。つまり、口の中を長時間、酸性状態にしないということがポイントになります。

酸性度は、pH値によって示されます。pH値は0～14の間で表され、値が低いほど酸性度が強くなります。酸蝕症を防ぐには、pH値が5.5よりも低い飲み物に気をつけなくてはなりません。その点、茶類はpH値が高く安心です。特にミルクティーはその値が高いので、お酒を飲んだあとの締めのドリンクとしてもおすすめです。酸性になった口内を中和して、正常な状態に戻してくれます。

ただし、レモンティーはＮＧ。理由はわかりますよね。pH値をひとつひとつ考えるのは難しいですから、「すっぱいものや酒類」に気をつけるとよいと覚えておきましょう。

さて、歯みがきというとよく聞く言葉といえば、おそらく「フッ素」も挙げられるのではないでしょうか。オーラルケア用品のパッケージでもよく見かけますね。**このフッ素が、実は紅茶にも含まれているのです。**

フッ素は、歯を丈夫にする作用があるので、虫歯対策には欠かせない成分。フッ素が歯の表面につくことで、歯を強くしてくれるのだそうです。紅茶をはじめとした茶類には、このフッ素が含まれているため、虫歯予防にも効果的ということがずいぶん前からいわれていました。

ただ、ここでも気をつけなくてはならないのが、何も加えていないストレートティーであること。**何も加えないありのままの紅茶の味わいを選択するだけで、虫歯、歯周病、酸蝕症という三大口腔疾病から遠ざけてくれるのです。紅茶の力、**

あらためてすごいと思いました。

食後の1杯が、口臭の不安を解消

以前、イギリス人女性が来日した際、数日間、同行したときのことです。昼食後にハンドバッグの中から何やら誇らしげに携帯用の歯みがきセットを取り出して、こんなことを言ったのを思い出しました。

「日本に来るようになって、いちばん衝撃を受けたのがコレなのよ。若い女性たちが、お昼ご飯を食べたあとに歯みがきをするのを見て、なんていい習慣なのかしらと思って、同じような携帯用歯みがきセットを買ったの。食後の口の中って、気になるものね。これで気にしなくてすむわ」と。

たまたま何度かオフィスで一緒に仕事をしたとき、昼食後に歯みがきセットを持って化粧室に行く女性たちの行動に興味が湧いたらしく、影響を受けたそうです。

オフィスでの食後の歯みがき習慣。これは歯の健康維持というよりは、口臭が気になるため、安心して仕事ができるように、という理由から流行り出したと聞いたことがあります。オフィスでもしっかり身なりを整えて、清潔に仕事をしようという日本人女性の美意識の高さを感じるひとコマでもあります。

この気になる口臭が、飲み物で抑えることができるとしたら、かなり助かりますよね。仕事場は、いつもオフィスとは限りません。歯みがきできる環境が整わない場所で、食事をしたあとすぐに打ち合わせをするということもあるでしょう。

口臭の原因は、口の中に残った食べかすのタンパク質です。口臭が気になると、自信を持って人と接することができなくなり、人に不快感を与えているのではないかと心配にもなります。

ある実験では、湯を飲んだ場合と紅茶を飲んだ場合とで、その後の口臭成分の量を比較。**その結果、湯を飲んだ場合は口臭成分が増えていたのに対し、紅茶を飲んだ場合の口臭成分は、飲む前の6分の1にまで減ったそうです。**

実際に、食後に紅茶で口をゆすいだり、うがいをしたりしてみると、口の中がすっきりするのがわかります。この場合もまた、砂糖やレモンなど何も加えていない、ストレートティーであることがポイントです。

歯みがきをする時間がないときや、外出先で急いでいるときなど、紅茶習慣を身につけていれば、助かることが多いことでしょう。紅茶は、暮らしの中のエチケットにも一役買ってくれるというわけですね。

ただ、紅茶でうがいしたから安心というわけではありません。これはあくまでも、歯みがきができない環境でのこと。紅茶やコーヒーや赤ワインなどの飲料は、歯への色素沈着が、一方では問題となります。自宅にいるときにはきちんと歯みがきをし、定期的に歯科医で検診を受けるなどの配慮が必要です。

Chapter1でも紹介しましたが、保温用ポットに紅茶を入れて携帯することを、ここでもおすすめしたいと思います。それは、喉の渇きを癒やすためだけではなく、ときに体を温めてくれたり、歯みがきができないときには口の中をよい状態にしてくれたりという、外出先での強い味方。ぜひ紅茶を身近な相棒として、活躍させましょう。

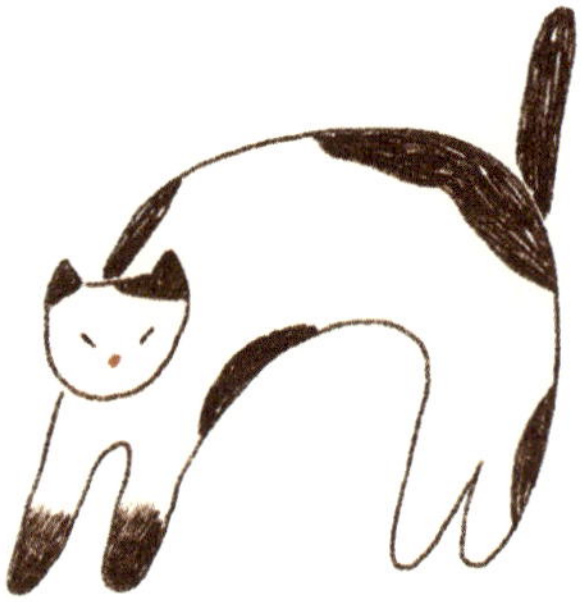

Chapter 6

紅茶のリラックス効果を考える

紅茶のリラックス効果は科学的に立証されている

「紅茶」「ティータイム」というと、どのような雰囲気を思い浮かべますか？
「ティーカップに注がれる紅茶を前にしたとき」「ゆらゆらと湯気の上がる紅茶を口に含んだとき」、多くの方が口にする言葉で圧倒的に多いのが、「優雅」「素敵」そして「リラックス」です。紅茶には、心華やぐ優雅で上品な雰囲気があると同時に、心安らぐムードを持っているのでしょう。

でも、これはイメージだけのことではなく、科学的にも立証されていることなのです。そのひとつが、紅茶の持つ「香り」。紅茶の香りを嗅いだあとの脳波の状態を調べたところ、リラックス状態にあることを示す「α波」が増幅していたという報告があります。「ティーカップに注がれる紅茶を前にしたとき」「ゆらゆらと湯気の上がる紅茶を口に含んだとき」に紅茶の香りをキャッチした脳が、ふっと安らぎを覚え、心がゆったりとするのでしょう。

紅茶の放つ香りは、やさしくて軽やかです。いつまでも留まっているものではなく、そよ風のようにフッと感じるものです。決して強く感じる香りではないため、紅茶専門店に行ったからといって、紅茶の香りで充満しているという状態ではありません。また、紅茶がそもそも持っている香りは、いれ方によって引き出され方がだいぶ異なってくるのです。

ずいぶん前ですが、「ガッテン！」と言って、こぶしと手のひらを合わせるNHKの人気番組で紅茶特集をしたことがあります。その際、紅茶のおいしさを引き出すための実験に取材協力させていただきました。私がいれた紅茶の香りを数値化して、それを基準とし、一般の方々がいれた紅茶の香りと比較するというものでしたが、かなりの差がついていたことを記憶しています。

専門家がいれた紅茶と、紅茶についてあまりよく知らない人がいれた紅茶は、いったい何が異なるのか。そしてその結果、香り立ちに変化が出るのか、というアプローチで導き出されたのは、「お湯の温度と状態の違い」でした。

紅茶のいれ方は難しそうだと、よく言われます。水は特別なものを使わなくてはならないのではないか、茶葉はどのくらいの量を使えばいいのか、果ては高価なティーカップがないとおいしく飲めないのではないか、という錯覚すら感じるようなのです。日本ではもともと緑茶文化が根強くありましたから、家庭で日常的に緑茶のいれ方を見て育った人たちにとって、紅茶は同じようにいれていいものかどうか、戸惑ってしまうのかもしれません。

ちょっと余談になりますが、緑茶のいれ方というと、日本茶の仕事をしている方から衝撃的な話を聞きました。最近、急須を知らない子どもたちがとても多いのだとか。緑茶はペットボトルで飲む機会が増えているからだそうです。文化というのは、こうやって衰退していくのかしらと、心配になってしまいました。

紅茶の香りを最大限に引き出せるおいしいいれ方については、Chapter8で詳しく紹介いたしますが、リラックスをもたらす紅茶の香りは、いれ方で導き出されるものであることはたしかです。**それを、自分の手でコントロールできるのは素敵なことだし、紅茶をいれるという行為そのものもまた、リラックスにつながるものだと、そういえば紅茶をよく飲む友人のイギリス女性が話していたことを思い出しました。**家事が一段落したあとや、ちょっと気分転換をしたいとき、やかんに水を入れ火にかける瞬間から、心が安らいでいく感覚になるのだそうです。その感覚、私も心から共感します。

リラックス実感成分「テアニン」

さて、紅茶には香りを嗅ぐだけではなく、飲むことによって得られるリラックス効果があることも明らかにされています。それは、紅茶に含まれる「テアニン」

という成分によるもの。テアニンはアミノ酸の一種で、旨味成分として知られており、紅茶だけではなく、緑茶、ウーロン茶にも含まれる茶特有の成分です。つまり、茶の木である「カメリア・シネンシス」の葉に含まれているということ。この茶の木から採れるもの以外には、ほんの一部の珍しい植物にしかないそうで、身近に摂取できる天然成分としては、茶だけといってよいでしょう。

ある研究では、このテアニンと水を比較し、それぞれを摂取したあとの脳波を検証しました。**その結果、50㎎のテアニンを摂取すると、だいたい30分～1時間後にゆっくりと脳にα波が発生することがわかりました。50㎎のテアニンというと、だいたいティーカップ2～3杯分に相当します。イギリスのティータイムが、ティーカップ1杯の紅茶を急いで飲むのではなく、ポットサービスでゆっくり時間を楽しみながら飲むのは、もしかしたらこのようなことが経験値として感じ取られてきたからなのかもしれませんね。**

私の経営するティールームでは、ゆっくりとくつろぎのティータイムをお過ごしいただきたいと思っているので、ホットティーはすべてポットサービスで提供しています。ティーカップにすると約3杯分。ポットサービスのスタイルに慣れていないお客様は、「こんなに飲めるかしら？」と最初やや驚かれますが、お帰りの際には、「おしゃべりしていると、飲めてしまうものですね。おいしかったわ」と笑顔でお帰りになられます。ティータイムは笑顔を運んでくれる……私の長年の思いをお客様の笑顔を見て実感するひとときでもあります。

ストレス社会に安らぎをもたらす紅茶

ストレス社会……そんな言葉が毎日のようにテレビや新聞、ネットに登場し、ストレスがある暮らしのほうが当たり前のような感じも否めません。いったいいつから世の中は、こんなふうに変わってきてしまったのでしょうか。

日々の暮らしは、便利なものが増えると同時に、とても複雑になってきているように感じます。携帯電話がなかった時代には、電話をかける常識的な時間帯には暗黙の了解のようなものがあり、それ以外の時間帯にかかってくる電話は、ものすごく緊急のものか、間違い電話かのどちらかでした。だから、夜の時間帯は家族以外の人たちと交流を持つこともなかったので、自分のしたいことに没頭したり、ゆっくり入浴したりできたのではないかと、今になって思います。

Eメールはもちろん便利ですし、今これがなくなってしまうと私の仕事にも支障が出ますのでありがたいものではありますが、時間に関係なく届くメールは、自ら確認する時間を決めて対応しないと、生活のペースが乱れる原因になりかねません。

こういう便利なものが暮らしを複雑にし、そこに人間関係が絡んできますから、ますますややこしくなります。そういうことが毎日くり返されると、無意識のうちに人は心の疲れを重ねることになります。こういう心にたまった疲れを取り除く時間が必要で、そのもっとも身近な存在がもしかしたら「ティータイム」

なのかもしれません。

小さな休息という意味でも重要なティータイムですが、リラックス成分「テアニン」には、一時的なストレスを軽減させる働きがあるということが報告されています。心に積もったストレスを取り払うには、紅茶を上手に暮らしに取り入れるとよいでしょう。

テアニンは、紅茶だけではなく、同じ木から作られる緑茶やウーロン茶にも含まれていると述べました。緑茶に代表されることの多いテアニンですが、抽出の際の湯の温度は緑茶をいれるときよりも紅茶のほうが高めなこともあり、テアニンの抽出量としては緑茶より紅茶が多くなります。しかも、ここに紅茶の香りによるリラックス効果が伴うわけですから、紅茶のシーンを思い描いただけで心が安らかになるのもわかる気がします。

リラックス効果が期待でき、一時的なストレスを軽減させる働きがあることから、テアニンを添加したリラックス飲料や睡眠サポートのためのサプリメントが増えているようです。ストレスの多い現代社会において、テアニンが求められる場面は、これからもどんどん増えていくように思われます。ストレスを上手に解消できる小さな習慣を暮らしの中に作って、心地よい毎日のためにティータイムを味方につけましょう。

テアニンとカフェインで集中力アップ

さて、Chapter3で「カフェイン」による脂肪燃焼効果について述べましたが、ここでもう少しカフェインのことをお話ししたいと思います。

よくお客様からいただく質問の中で、おそらくトップ3に入ることのひとつに、紅茶とコーヒーのカフェイン量があります。そのとき大半の人が、「コーヒーより紅茶のほうが、カフェインが多いのですよね」という確認質問みたいな形で尋ねてこられます。おそらく、テレビやネット情報などで、そのような情報を何となく耳にされたことがあるのでしょう。

ここで、紅茶とコーヒーのカフェイン量について整理しておきたいと思います。飲む段階での100ccあたりのカフェイン量は、紅茶30mg、コーヒー60mgです。つまり、私たちが口にするときのカフェイン量は、コーヒーのほうが倍近く多いという結論になります。

ところが、茶葉とコーヒー豆を比較すると、100gあたりの紅茶葉には約3%、コーヒー豆には約1・5%のカフェインが含まれているという結果になります。紅茶のほうがカフェイン量が多いと思っている人たちは、この結果を記憶しているのかもしれません。

でも実際に私たちカフェインを摂取するのは、液体になった状態です。飲み物としてのカフェイン量は、コーヒーが紅茶の倍と覚えておいてください。なぜこのような現象が起こるかというと、それは1杯分に使用する茶葉とコーヒー豆の分量と、それに対して使用する湯量によるものです。カップ1杯あたりの紅茶を作るためには、紅茶葉は約2～3g、熱湯は約200cc使用します。これに対し、レギュラーコーヒーの場合、コーヒーは約7～10g、熱湯は約100～150cc使用します。この抽出の際の分量によって、できあがった際のカフェイン量が逆転するというわけです。

カフェインというと、「眠気覚まし」を連想する人も多いことでしょう。その効き目が刺激的というイメージも手伝い、カフェインに関してはネガティブな印象を抱いている人も少なくないようです。**紅茶の場合、リラックス効果を得られるテアニンが含まれていることもあり、このカフェインの作用が緩和されるのだそう。そして、それはむしろ、集中力がアップしたり、頭がスッキリして仕事の能率が上がるような状態も期待できるようなので、仕事の合間の休憩に紅茶を飲むことは積極的に行ってほしいものです。**

紅茶と共に人生を歩んで30年近くになりますが、その間、いろいろな人から、「コーヒーは飲むんですか？」ということを尋ねられました。会社員時代は、外食ランチのあとで会社近くのコーヒーショップに並んでいると、「え、由美さん、コーヒーを飲むんですか？　意外です。紅茶しか飲まないものだと思っていました」と、何度も会社の人から驚かれた経験があります。社外の方との打ち合わせの際も、喫茶店で私がコーヒーを注文すると、「安心しました〜。コーヒーを注文したら怒られるかと思って、どうしようか迷っていたんです」ということも、いったい何人の人から言われたことでしょう。

コーヒーも紅茶も嗜好品。そのときの雰囲気、気分、食後なのか食事と食事の間なのかというようなタイミングによっても、何を飲みたいかは都度変化するものだと思っています。そういうナチュラルな嗜好に正直でいたいというのが、私のモットー。嗜好は縛られるものではありませんから、どこに行っても紅茶を飲んでいては、嗜好品に対する視野が広がりません。だいたい、どこに行っても紅茶を飲まなくてはいけないだなんて、私にとって紅茶は仕事の対象でもありますから、いつも仕事に縛られることになります。だから、もっと自由に気ままに楽しみたい。そういう自由な思いが、ティールームにご来店くださるお客様の紅茶選びに対するアドバイスに、うまく活かされているのではないかしらと、感じています。

コーヒーも紅茶も飲む私ですが、外出先で移動時間が長い場合などは、どんなにコーヒーが飲みたい気分でもガマンすることがあります。それは、カフェインによる利尿作用が気になるから。この点については、もしかしたら個人差があるかもしれません。コーヒーよりも、紅茶を飲むとトイレが近くなる人もいるでしょう。**大切なことは、自分にとってどの飲み物がどのような状態を引き起こしやすいのかを知っておくことです。**

もしも、カフェインの覚醒作用にものすごく敏感な人は、できるだけ夕方以降はカフェイン摂取を避けるようにすることも大切です。一般的に、睡眠に影響するカフェインの作用は、就寝前4時間ぐらいからとされていますが、これも、もしかしたら各個人で差があるかもしれません。経験的にどういう状態になりやすいかを知っていれば、それに気をつければいいのです。

カフェイン摂取に関しては、1日にどのくらい大丈夫ですか、ということも尋ねられますが、これもまた個人差がかなりあります。一般的には、コーヒーの場合は1日2〜3杯であれば睡眠に影響を与えることもなく、快適に過ごせるのではないかといわれています。紅茶に関しては、その2倍というところでしょうか。

何事も、「過ぎる」のは注意が必要。どんなに体によいものでも、それだけを食べ過ぎてしまっては、健康的とはいえません。ここでもまた、バランスが必要ということです。

カフェインが気になる人のために、カフェインレス紅茶の種類がここ数年でかなり増えてきました。コンビニやスーパーでも手軽に手に入りやすくなり、しかも風味もとてもおいしくなってきています。技術の進歩とは、ありがたいものですね。

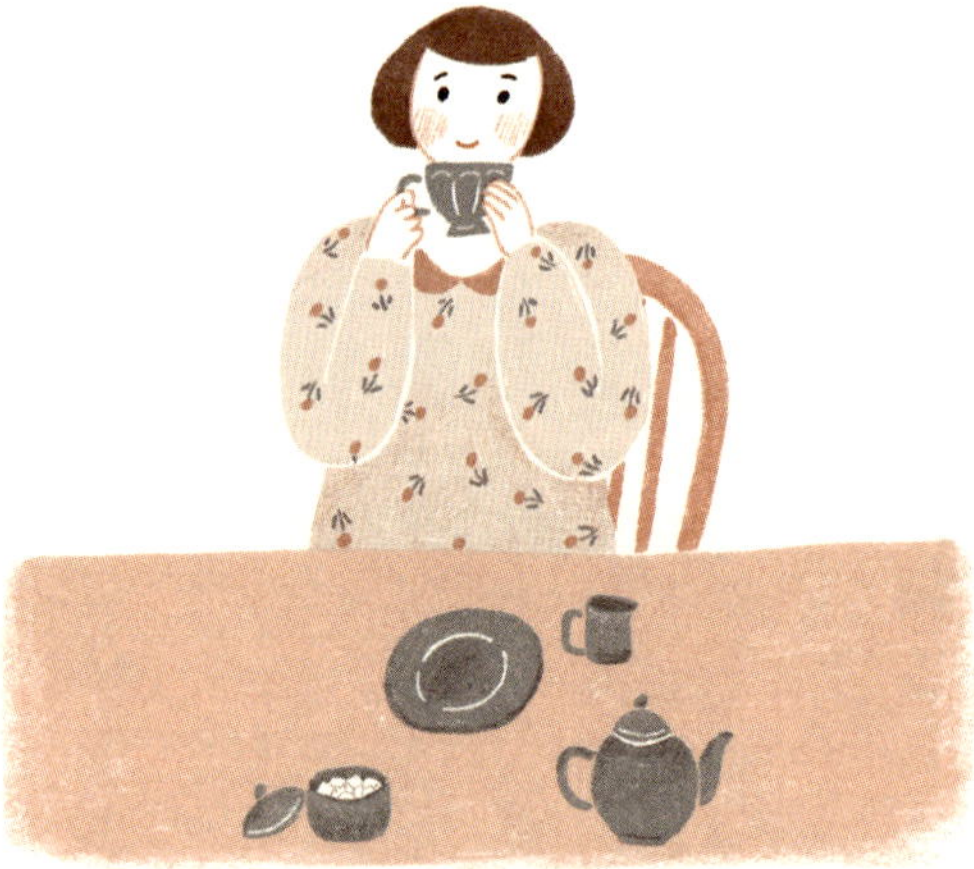

ストレス解消！　紅茶レシピ

紅茶＋ハーブの香りで癒やされる「アロマ紅茶」

夏になると、私は自宅の小さなベランダでハーブを育てます。バジル、ミント、イタリアンパセリ、ローズマリーなど、料理に使用するのはわずかな量なので、献立を考えるたびに購入するのはあまり経済的ではないことを知ってから、毎年、ほんの少しずつを長く楽しんでいます。

紅茶によく使用するのはミントやローズマリー。フレッシュハーブの香りは、心を健康にしてくれる清々しさがあり、ハーブがあるだけで毎日が健やかに感じられるほどです。フレッシュハーブだけを楽しむこともできますが、草っぽさが苦手という人も多いので、そんなときは紅茶の力を借りましょう。飲みやすくなるうえ、ハーブの持つ爽やかな香りとやわらかな甘みが紅茶の中にほどよく溶け出して、絶妙な味わいになりますよ。

レモングラスやカモミールなどもおいしく楽しめます。ハーブの味わいとのバランスを考慮して、紅茶は通常の半分の量でいれることがポイント。心落ち着かせたいひとときに、ピッタリです。

材料（2〜3杯分）

ティーバッグ……1袋
熱湯……400cc
フレッシュミント……葉5〜6枚分
フレッシュローズマリー……約5cm
＊フレッシュハーブがない場合は、ドライハーブでも構いません。

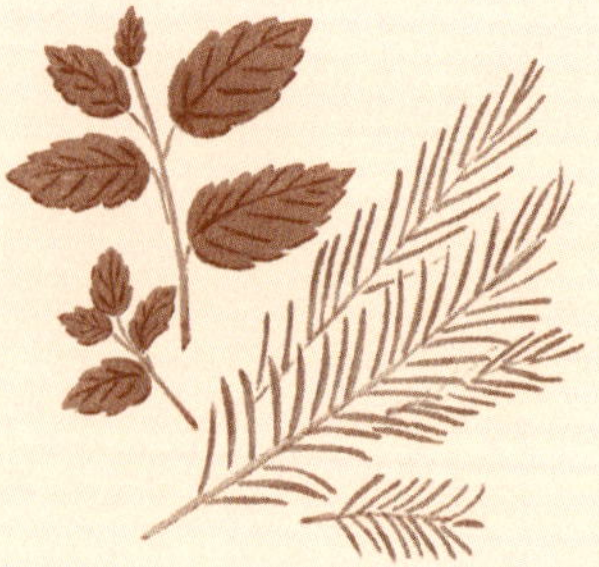

作り方

1 あらかじめ温めておいたティーポットに、ハーブを入れます。
2 ポットに熱湯を注いでティーバッグを入れ、フタをして約3分蒸らします。
3 時間になったら、全体が均一になるようにティーバッグを上下左右に軽く振って取り出します。カップに注いで、できあがり。
＊飲むときは、ハーブは取り除きます。

ダブルの香りでリラックス「ベルガモットオレンジティー」

人気の紅茶アールグレイは、柑橘系のフルーツであるベルガモットの果皮から採れるオイルで香りづけしている、フレーバードティーの一種。つけられている香りが柑橘系フルーツなので、ほかの種類の柑橘系フルーツとも、香りや味わいの相性がよく、アレンジしやすいのも特徴です。
その利点を活かし、香りで安らぎを感じられるレシピがこちら。ここではホットティーで紹介しますが、香りのしっかりした紅茶がベースなので、暑い季節にはアイスティーで応用できます。

材料（2〜3杯分）

ティーバッグ（アールグレイ）……2袋
熱湯……400cc
＊アイスティーの場合は熱湯を半量の200ccにし、グラスたっぷりの氷を用意します。
オレンジ（半月型スライス）……4〜6枚

作り方

1 あらかじめ温めておいたティーポットに、熱湯を注いでティーバッグを入れ、フタをして約2分蒸らします。

2 時間になったら、全体が均一になるようにティーバッグを上下左右に軽く振って取り出します。

3 カップにオレンジスライスを入れ、ホットティーを上から注いで、できあがり。

飲んだあとも役に立つ！
紅茶の茶殻活用術

Column 2

「ひんやりティーバッグ」を常備しましょう

Column1では、日焼け後の肌のケアやアイケアに、茶殻が役に立つことをご紹介しました。でも、そのたびに紅茶をいれてからとなると、時間もかかって面倒です。そこで、いつでも使える「ひんやりティーバッグ」を冷蔵庫に常備してはいかがでしょうか。

たとえば、朝、紅茶をいれたら、そのとき使用したティーバッグを取っておくのです。小皿の上にキッチンペーパーをたたんで置き、その上で紅茶をいれたあとのティーバッグを休ませます。余分な液体を吸わせて粗熱を取ったら、タグを引き抜いておきましょう。保存容器にまとめて冷蔵庫に入れておけば、いつでも簡単にケア用に使用できますよ。

日焼け後のケアやアイケアのように、肌に直接触れる場合は3～4日に以内に使いたいですが、もし古くなってしまっても、掃除や脱臭剤代わりにも使用できて便利です。

キッチンの油汚れに紅茶が活躍

紅茶ポリフェノールには、油を落とす効果があります。使用済みのティーバッグは､キッチンの「すっきり」と「きれい」にも役立ちますよ。

調味料などのフタが、知らない間に油でべたついたりしていることはありませんか？　そういうときは、使用済みのティーバッグで軽くこすってあげましょう。べたつきがきれいに取り除けます。

コンロまわりの油ハネや魚焼きグリルの油分も、ティーバッグを使って磨くと便利です。しかも、グリルを磨いたあとの手の匂いも、魚臭さを感じさせない紅茶の香りだから、感動２倍。

このような用途で使用するティーバッグは、普通の紙タイプですと破けやすいので、リプトンのピラミッドタイプなど、強度のあるものがおすすめです。

調理による手のニオイを紅茶が解消

魚焼きグリルの掃除にティーバッグが便利なのは、油分を落とすだけではなく、いやなニオイが手につかずに、指先がほんのり紅茶の香りで作業を終えられることです。紅茶には、このように生臭いニオイを解消してくれる働きもあるのですよ。指先に食品の気になるニオイが残っていたら、使用済みのティーバッグで指先を軽くこすってみましょう。

電子レンジの中に残る食品のニオイも気になりますね。使用済みのティーバッグで、ときどき軽く拭き掃除をしてあげると、調理中に飛びはねた油なども一緒に、きれいに取り去ってくれます。拭き掃除＋ニオイ取りで、キッチンも快適になりますね。

ニオイ取りというと、使用済みのティーバッグは乾燥させれば、脱臭剤代わりにも使えます。下駄箱や靴の中に入れて使ってみましょう。

Chapter 7

あらためまして、紅茶の基本のお話

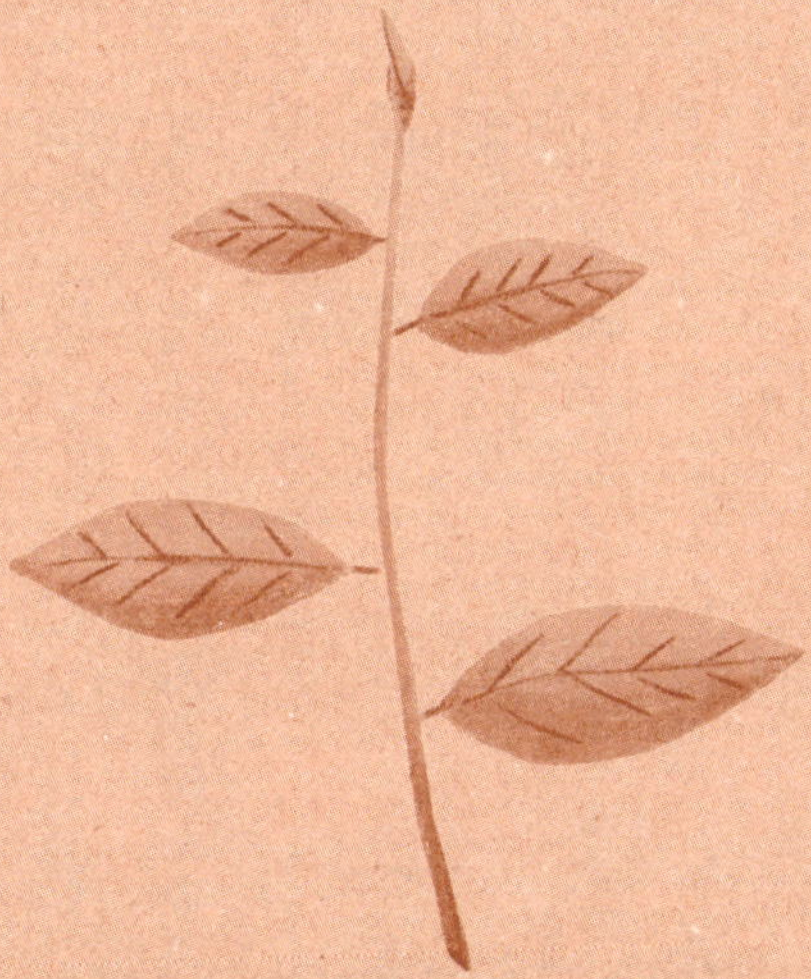

イギリスに登場した紅茶、最初は薬だった？

これまで、私たちの健康維持に、紅茶がいかに効果的かということについて紹介してきました。でも、「健康にいいから」という理由で紅茶を飲んでいる人は、おそらく少ないのではないかと思うのです。多くの人が、「コーヒーよりも紅茶のほうが好き」とか、「紅茶のやさしい香りが好き」とか、好みというものが優先された選択なのではないかと推測します。

紅茶の成分や健康効果だけではない紅茶の魅力を、もっと深く知っていただくことで、心にも栄養が行きわたるような、そんな気がしています。あらためまして、紅茶にまつわるお話を紹介してまいりましょう。

さて、紅茶というと多くの人がイメージする国、それはきっとイギリスではないでしょうか。でも、イギリスは紅茶の産地ではありません。紅茶の産地は、インドやスリランカ、ケニアといった赤道付近にある暑い国です。それなのに、なぜ紅茶というと多くの人がイギリスに思いをはせるのでしょう。それは、お茶の世界に魅せられたイギリス人が、時をかけて、それをひとつの文化として確立させたからなのだと思います。

　イギリスに初めて茶が登場したのは、１６５０年代のことです。実はヨーロッパで最初に茶をたしなんだのは、イギリスではなくオランダで、イギリスに登場する40年も前のことでした。

　イギリスで最初に茶が登場したのは、「コーヒーハウス」と呼ばれる喫茶店のような社交場でした。そこでは、コーヒーやチョコレート、たばこなどを楽しむことができ、茶もその仲間入りを果たします。**そのとき茶は、「おいしい飲み物」ではなく、「体にいい飲み物」として紹介されたのです。店内には、「頭痛を解消する」「風邪を予防する」「滋養強壮」などといったような、茶がもたらす効能が**

書かれた宣伝用のポスターが貼り出されました。紹介されていた効能は20近くもあったそうです。イギリスにもたらされた茶は、最初は東洋から届いた、まさに万能薬として紹介されたわけなのです。

ほぼ時を同じくして、イギリス王室にも茶が登場しました。1662年のこと、それはポルトガルからもたらされました。イギリスのチャールズ2世のもとに嫁いだポルトガルの名家ブラガンザ家のキャサリンが、持参金代わりに持ち込んだものの中に、中国の茶と、砂糖、陶磁器などがあったのだそうです。

異国の地から嫁いできだキャサリンが、茶に砂糖を加えて飲んでいるのが次第に宮廷内に広まり、イギリス王室にも喫茶の習慣が定着していきました。

さて、ここで飲まれていた「茶」ですが、今私たちが飲んでいる「紅茶」とは異なるものでした。当時飲んでいたものはすべて「緑茶」だったのです。ところが、長い歴史の中で、イギリス人は、より「発酵」の進んだ、つまり酵素酸化が進んだタイプの茶を好むようになりました。また、1823年にインドで紅茶向きの品種の茶樹が発見されたこともあり、イギリス人が好む「紅茶」が確立されていったのです。

紅茶の製造工程について

「紅茶向きの品種」と書きましたが、ここでちょっと紅茶の品種について簡単に紹介しておきましょう。**茶の木である「カメリア・シネンシス」は、「アッサム種」「中国種」のふたつの品種に大別されます。アッサム種は紅茶向き、中国種は緑茶向きといえましょう。**もともと茶は中国種しかなかったものが、アッサム種の発見により産地を広げ、インドからスリランカへ、そしてケニアへと産地が拡大していきました。

カメリア・シネンシスという同じ茶の木の葉から、紅茶、緑茶、ウーロン茶という異なる味わいの茶が作られるのは、製造工程が異なるからであることは

Chapter1でも説明しましたが、ここでは紅茶ができるまでのプロセスを紹介したいと思います。

まず、茶摘みです。紅茶の茶摘みは、すべて手摘みで行われます。摘まれる葉は、何でもいいわけではありません。「一芯二葉《いっしんによう》」と呼ばれる、新芽の部分だけを選んで、丁寧に摘まれるのです。選んで、丁寧にといっても、そのスピードはとても速く、瞬く間に摘まれていきます。産地での茶摘みの写真を見ると、女性が多いことに気づくことでしょう。女性は手先が器用で繊細だという理由から、一芯二葉を摘むにはその繊細さが不可欠ということなのです。

1日ひとり当たりの茶摘み量は、生葉の状態で約20〜30kg。これが、製造過程で4分の1になります。つまり、1kgの紅茶を作るためには、4kgの生葉を摘まなくてはなりません。一度茶摘み体験をしたことがありますが、かなり摘んだと思って満足して計量したら、わずか数百gで、いかにたいへんな仕事なのかを痛感しました。

摘まれた茶葉は製茶工場に運ばれ、水分量を調整する作業に移されます。その後、茶葉を揉み砕く作業へと移っていくのですが、摘まれたばかりの生葉は水分が多く揉みづらいため、先に生葉をしおれさせるのです。

揉み砕く作業では、茶葉が空気に触れて酵素酸化が促進され、より紅茶らしく変化していきます。抽出力の高い茶葉を作るために、ここでさらにしっかりと砕く機械に入れる場合もあります。

そして、揉まれてかたまりになった茶葉をふるいにかけ、数十分間、ある一定の場所に静置します。静置によって、紅茶の味や香りが決定づけられるので、ここはとても重要な段階。日々変わる温度や湿度に合わせて行われます。ただし、産地によっては、その土地の香味を最大限に活かすため、あえてこの段階を省略するところもあります。

最後は、熱風で茶葉を乾燥させて、「荒茶《あらちゃ》」ができあがります。ここが、熱を入れるタイミング。酵素酸化の働きは、やっとこのタイミングで停止されるのです。この酵素酸化作用の停止タイミングの違いが、緑茶、ウーロン茶との香味の分かれ道となるわけです。

「荒茶」は、パッと見ると完成品のように見受けられますが、さまざまな大きさの茶葉が混ざっているので、まだ出荷できる状態ではありません。大小入り混じった茶葉をふるい分けして、サイズ別に整えていき、「仕上げ茶」が完成。計量の後、専用袋に詰められて、出荷できる状態になります。

紅茶の製造工程を紹介しましたが、茶摘みを手摘みで行う以外は、すべて機械によって製茶されます。

紅茶の「グレード」とは？

茶葉のサイズのことを、「グレード」と呼びます。グレードというと茶葉の良し悪しだと思われる人も多いかもしれませんが、これはあくまでも茶葉のサイズの違いのことをいい、決して品質を区別するものではありません。

「OP（オレンジ・ペコー）」、「BOP（ブロークン・オレンジ・ペコー）」などという言葉を聞いたことはありませんか？　これはどちらも茶葉のサイズ、つまりグレードを記号化したものなのです。この茶葉のサイズによって、味わいの抽出スピードに違いが出てきます。ご想像のとおり、茶葉のサイズが大きいほどゆっくりと、小さいほど抽出力が早くなるため、味わいにも変化が生じます。

紅茶業界では、茶葉のグレードは細かく分類されていますが、国際的な統一基準が存在しないため、生産国や産地によってもその分類の仕方は異なる点も多くあり、とても複雑です。ですから、日々の暮らしの中で紅茶と接する際には、オレンジ・ペコーとブロークン・オレンジ・ペコーのふたつの違いを知っていればシンプルでわかりやすいかもしれません。

オレンジ・ペコーは、大きめの茶葉で、長く撚《よ》れているのが特徴です。撚りを

戻すために、抽出時間も長めになりますが、香り高くやわらかい味わいに仕上がります。

ブロークン・オレンジ・ペコーは、カットされた細かい茶葉です。オレンジ・ペコーよりも抽出力に優れ、需要が高いため、目にする機会の多いポピュラーなサイズです。

産地によってサイズが決まるわけではありません。同じ産地でも製造工程で茶葉のサイズがいくつかにふるいわけられます。ですから、ひとつの産地でも複数のサイズの紅茶ができるというわけです。

ちなみに、ティーバッグに入っているのはどんな茶葉だと思いますか？　製茶工程の最後に残った細かいものが入っているだけのものだと思っている人もいるようですが、そんなことはありません。短時間で抽出できるように、特別な機械を使って作っているのです。これは「ＣＴＣ製法」と呼ばれ、Ｃ＝Ｃｒｕｓｈ（押しつぶす）、Ｔ＝Ｔｅａｒ（引き裂く）、Ｃ＝Ｃｕｒｌ（丸める）という3連の機械動作をくり返すことにより、粒状の茶葉ができあがります。熱湯を注ぐと、すぐに成分が抽出されやすい構造の茶葉なので、水色《すいしょく》（カップに注がれた紅茶液の色）も濃く、ティーバッグに適しているのです。

世界の紅茶産地の多くが、ＣＴＣ紅茶を生産しており、ティーバッグ紅茶の需要が圧倒的であることを物語っています。

オレンジ・ペコーって、いったいどんな紅茶？

「オレンジ・ペコーとは、茶葉のサイズのことですよ」と説明されても、１００％クリアになっていない人が、もしかしたらいるかもしれませんね。実は、私もこれまでに何度か見てきましたし、そのたびに不思議に思ってきました。それは何かというと、茶葉のサイズが細かいのに、「オレンジ・ペコー」と書かれて販売されている商品があることです。中には、パッケージ正面に「オレンジ・

ペコー」と書かれているのに、裏面の説明には「香り豊かなブロークン・オレンジ・ペコーを使用しています」と紹介されているものまであり、混乱状態です。その混乱を、ちょっとここで整理整頓しておきたいと思います。

オレンジペコーはもともと、茶葉のサイズを表していましたし、もちろん現在もそうです。でも、もうひとつ茶葉のサイズではない、紅茶の種類としてのオレンジ・ペコーが紅茶業界には存在しています。たとえば、ティーバッグ商品が数種類ある場合、「ダージリン」「アールグレイ」「オレンジ・ペコー」と紹介されていたとしたら、中の茶葉はすべてティーバッグ用に細かくなっていますから、これは明らかに茶葉のサイズのことではありませんね。こういう場合の「オレンジ・ペコー」は、「クセがなく、紅茶らしい香りの飲みやすい味わい」と判断すればよいのではないかということを、経験的に知りました。

これとは別に、たとえばダージリンが複数あり、その中で、「ダージリンＯＰ（オレンジ・ペコー）」、「ダージリンＢＯＰ（ブロークン・オレンジ・ペコー）」

と書かれている場合は、これはダージリンの茶葉の中でのサイズの違いを表すものになります。

なぜ、こんな複雑な現象が起きてしまったのでしょう。19世紀後半になると、中国以外にも紅茶の産地が登場するようになり、茶葉の貿易が盛んになっていきました。その際、オレンジ・ペコーは「リーフがよく撚られている高級品」という評価が高まり、説明が不足したまま広まっていったことから、「オレンジ・ペコー」は「高級紅茶」の代名詞として伝わったというわけです。

ここでいう「オレンジ」は、抽出された紅茶のオレンジ色を指しているといわれていて、決してオレンジの味がするとか、オレンジの香りをつけているからというものではありません（「ペコー」は、産毛のついた芯芽、の意です）。それなのに、なぜか紅茶メーカーは、オレンジペコーをオレンジ色のパッケージに入れたがるのです。混乱するからやめればいいのにといつも思うのですが、ほかの紅茶との色のバランスを考えると、どうしてもオレンジ色のパッケージにふさわしいのがオレンジ・ペコーになってしまうのだと、商品の開発担当者が話していたことを思い出しました。

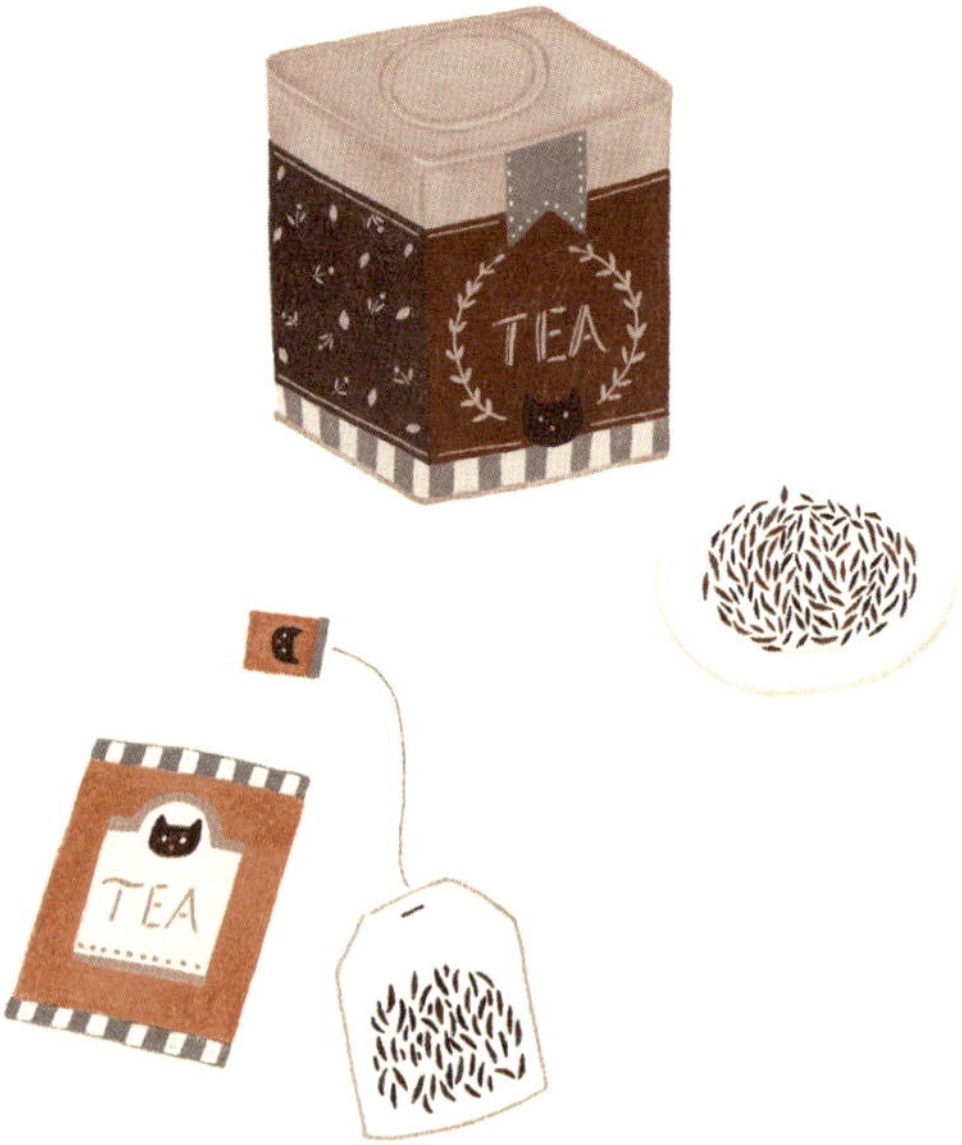

フレーバードティーの代表格・アールグレイ

女性が好きな紅茶の首位は、おそらくアールグレイなのではないかと思います。私のティールームでもオーダー数は上位に入りますし、取り扱っているティーバッグ製品で一番人気が高いのもアールグレイです。

紅茶は基本的に産地で分類されるものなのですが、アールグレイは産地の名前ではなく、実は人の名前。種別としては、「フレーバードティー」に分類されます。

フレーバードティーとは、ベースとなる茶葉にフルーツなどの香りをつけた紅茶のこと。アップルティーやキャラメルティーなども、フレーバードティーの一種です。

アールグレイのフレーバーは何かというと、柑橘系のフルーツ、ベルガモット。

レモンとオレンジの中間のようなものをイメージしていただくとよいでしょう。

このフルーツの果皮から採れたオイルを、クセのないタイプの茶葉に吹き付けた紅茶がアールグレイです。

さて、先ほどアールグレイは人の名前といいましたが、いったいどこのどなたの名前なのでしょう。アール（Ｅａｒｌ）というのは英語で「伯爵」の意味。つまりこの紅茶の名前は、「グレイ伯爵」という意味で、アールグレイ誕生には、このグレイ伯爵が関わる歴史的なエピソードがあるのです。

１８３０年代のお話です。外交使節団として中国に派遣されたイギリス人が、現地で中国人外交官が命に関わるアクシデントに巻き込まれたところに、偶然遭遇し、命を助けました。そのお礼にと贈られたのが、中国産の茶に香りをつけたものでした。そのイギリス人は帰国後、当時の首相であったグレイ伯爵がお茶好きであることを知っていたため、グレイ伯爵にこの茶を献上しました。グレイ伯爵はこの茶をたいそう気に入り、出入りの茶商に同じ香りの茶を作るよう命じました。そして、できあがった製品に自分の名前をつけることを許可し、これによって「アールグレイ」が誕生したというわけです。

先ほども言ったように、**紅茶は産地で分類されることが基本です。イギリスのティールームに行くと、伝統的なティールームの多くが、産地別に紅茶を記載しています。たとえば、「インド」に分類される紅茶は「ダージリン」「アッサム」などと地域名でさらに細かく分けられます。「スリランカ（セイロン）」の分類の中には、「ウバ」「ヌワラエリヤ」「ディンブラ」などがあります。**

そして、「中国」の分類の中では「キームン」「ラプサンスーチョン」「アールグレイ」と区分されるのです。「アールグレイ」は産地名ではないのにこのように分類される理由はふたつあります。もともとアールグレイが中国から伝わったことに端を発していること、クセのない中国産の茶葉をベースとして香りをつけるのが主流だったことです。

ところが最近では、ベースの紅茶が中国のものとは限らず、スリランカやインドネシアなど、ほかの産地の茶葉に香りをつけるものも増えてきました。これにより、アールグレイは実にバラエティー豊かになっています。

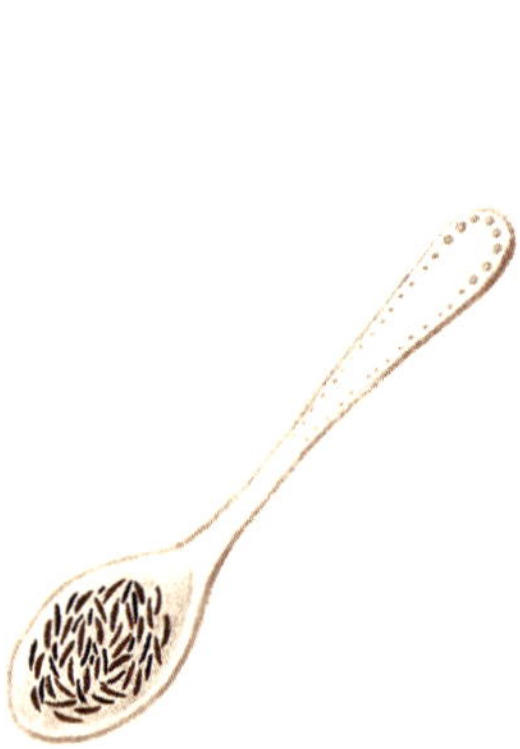

Chapter 8

紅茶を楽しみつくすために

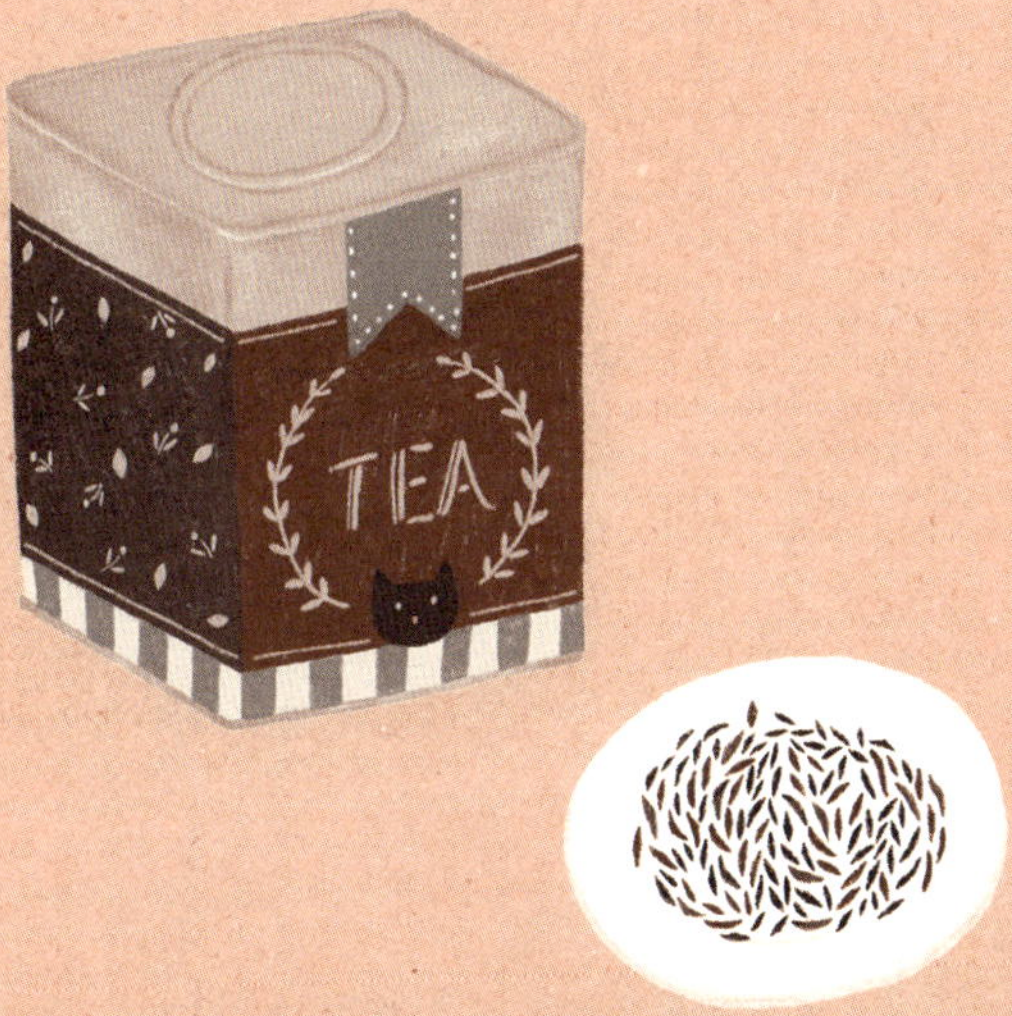

おいしい紅茶のための3要素

「おいしい紅茶をいれることができるだけで、人生は3倍、幸せになる。」

私は心からこう信じて疑いません。なぜなら、私自身がそれを実感しているからです。おいしい紅茶をいれることができると、そこから広がっていく世界は足し算ではなく掛け算だということを、いつも感じるからです。

この「3倍」の中には、もちろん紅茶の持つ健康効果も入っています。つまり、「おいしい紅茶」＝健康によい成分が十分に発揮できている状態。そんな紅茶をいれるためには、いくつか気をつけたいポイントがあります。これを簡単に3つにまとめた「おいしい紅茶のための3要素」をご紹介していきましょう。

〈要素1：空気をたっぷり含んだ汲みたての水道水〉

まずひとつめは、「水」。といっても、これは水道水で十分です。可能であれば、浄水器を使用するとなおよいですが、わざわざ湧き水を汲みにいったり、ペットボトルの水を購入したりする必要はありません。ちなみに、飲み水としておいしいとされる湧き水で紅茶を何度かいれてみたことがあります。渋みは抑えられていて飲みやすいことはたしかですが、全体的に穏やかすぎる印象がありました。

さて、水の話題になると必ずといっていいほど質問を受けるのが、「硬水と軟水はどちらが紅茶にふさわしいか」ということ。「硬水」と「軟水」。おそらく聞いたことはあると思いますが、これは水1リットルに含まれるカルシウム塩とマグネシウム塩との総量によって区別されます。量が多いものが硬水、少ないものが軟水で、日本の水はほぼ軟水です。

イギリス旅行で飲んだ紅茶があまりにもおいしくて、同じ紅茶を購入して日本でいれて飲んでみたら、ぜんぜん違う味わいでガッカリしましたという話をよく聞きます。なぜ味が違うのかを調べたら、イギリスの水は硬水だから、日本の軟水は紅茶に合わないことがわかりました、というクダリも、これまで幾度となく聞いてきました。ロンドン周辺の水が硬水なのは、事実です。でも、硬水だから紅茶がおいしく、日本の軟水が紅茶に合わないというのは、事実とは言い難いところ。これは、紅茶の種類やブレンド内容によって異なってきます。

私の経験としては、硬水はコクのある味わいの紅茶に合い、雑味を消してくれる利点があるように思います。一方、紅茶の持つ繊細な香りと味わいをより引き出してくれるのが、軟水なのではないかと。

それからもうひとつ。「イギリス旅行で飲んだ紅茶がとてもおいしかった」というのは、それは紅茶の本場で飲んでいる高揚感がおいしさをプラスしてくれているのかもしれません。だから、旅は楽しいのです。

また、ミネラルウォーターを利用したほうがいいのではないかと思う人も多いでしょうけれど、商品によって中の成分が異なり、硬度の高いものは紅茶をいれたときの色が黒っぽく変化してしまう場合もあります。どうしてもミネラルウォーターを使用したい場合は、国産の軟水ミネラルウォーター（硬度が50前後のもの）を選ぶと安心です。

〈要素2：茶葉と熱湯の割合〉

私のレシピでは、1杯分の紅茶をいれるための基本分量を、次のように紹介しています。

リーフティーの場合……カップ1杯分＝茶葉3g＋熱湯200cc
ティーバッグの場合……カップ1杯分＝ティーバッグ1袋＋熱湯200cc

紅茶製品のパッケージには、いれ方の手順がきちんと紹介されていますが、そこに書かれているものの多くは、熱湯の分量が150〜170ccとなっています。いれ方にはそれぞれの味の好みなどがあると思いますから、その表記が違うと異議を唱えるつもりはありません。私も長いこと、その分量を守って紅茶をいれてきました。

でも、その味がとても強くて濃く感じ、飲みづらいという気持ちを持ち続けていたのです。研修でそう教わったし、本にもそう書いているし……と悩みながら、あるとき思い切ってキリのいい分量である２００ccで紅茶をいれてみると、とてもスムーズで飲みやすい味わいに仕上がりました。その後、何度も何度もくり返してみて、ブレのない飲みやすい味わいであることに自信が持てたので、思い切って自分なりのレシピとして完成させたのです。

日本人の多くの方が、紅茶の渋みに対してとてもネガティブな印象を持っているようです。強い味わいよりも、軽やかな味わいを好みます。私のティールームにいらっしゃるお客様も、圧倒的に「渋みのない紅茶を選びたい」ということを口にされます。

ただ、味わいの好みには個人差があります。**ここで述べているのは、あくまで**

も基本形。基本がしっかりと理解できていれば、あとは好みに応じて茶葉を増減したり、蒸らし時間で変化をつければよいのです。何事も基本が肝心。紅茶と接していると、よく感じることです。

〈要素3：お湯の温度と状態〉

「おいしい紅茶のための3要素」の中で、もっとも大事なものは何ですかと尋ねられたら、この3つめの要素を選ぶと思います。お湯の状態をしっかりと見極められたら、紅茶も喜んでおいしさを発揮するでしょう。

紅茶は、熱湯が大好きです。ブクブクと泡を立てて、お湯の表面が波打っているような激しい沸き具合の熱湯が最高です。紅茶はとにかく、高温でいれることが重要。この高温こそが、体にいい成分をしっかりと抽出させ、おいしさを引き出してくれるからです。

緑茶をいれる場合は、湯冷ましをして温度を少し落ち着かせますね。これは旨味成分であるアミノ酸の味わいを引き出すためです。煎茶の場合は70～80度くらい、玉露の場合はもっと低い温度にします。ほかの成分よりもアミノ酸の味わいをより突出させるために、温度調節をしているわけです。アミノ酸は、カテキンやカフェインと比較すると、低い温度でも抽出されやすい成分。紅茶の場合は、これらすべての成分の抽出をマックスまで引き出すようにするのです。

よく、紅茶をいれるお湯の温度は何度が最適ですかという質問を受けますが、温度では回答しないようにしています。なぜなら、多くの人は紅茶をいれるときに、温度計を使用してお湯の温度を測るようなことはしないと思うので。それよりも、見た目で判断できるようになったほうが、何かとラクチンだと思いませんか。

やかんでお湯を沸かす場合は、フタを開けたときにコインくらいの大きな泡が立っていて、表面が豪快に波打っているような状態のお湯を使いましょう。笛吹きケトルの場合は、「ピー」という音が鳴ったら、少しそのままにしておいてください。鳴りはじめてから30秒～1分程度、沸かしっぱなしにしたほうが、お湯の状態が安定します。温度が表示される湯沸かしポットは、「100℃」と表示されるまでしっかり沸騰させましょう。このとき、一度沸かしたあとに時間を置いて使用する場合は、そのまま再沸騰させるのではなく、コップ1杯分の水を汲んで加えると、中のお湯が新鮮さを取り戻します。

**　このように、お湯の状態に気を配ると、紅茶は喜んで態度で示してくれます。その状態が、「ジャンピング」。茶葉が上下に行ったり来たり、まるでジャンプをしているように見えることから、そう呼ばれるようになりました。ジャンピングは、おいしい紅茶のサイン。紅茶がもっともおいしさを発揮できるお湯が注がれたということなのです。**

　沸かし足りないお湯を注ぐと、茶葉は上に浮かび、沸かしすぎたお湯を注ぐと茶葉は下に沈みます。ほんの些細なことなのですが、ジャンピングしている紅茶を見ると、それだけでおいしくなることがわかりますから、紅茶をいれる時間もまた、味わう時間と同じくらいにリラックスできるひとときです。

紅茶の保存方法

紅茶の保存方法、これもまたトップ3に入るかもしれないくらい、質問の多い話題です。紅茶缶は、インテリアに映えるような美しいものも多く、できるだけ素敵に見せて置いておきたいという人も多いことでしょう。

保存方法の前に、まず賞味期限についてお話ししておきましょう。紅茶の賞味期限は、基本的に次のように設定されています。

個包装されていないものや、紙の個包装のティーバッグは2年、アルミ包装のティーバッグは3年。リーフティーは3年。パウダー状になっているインスタントティーは1年。これらはすべて、製造時点から起算した期間で、開封前である

ことが必須の条件となります。

特に気をつけたいのが、ティーバッグ。個別にアルミ包装されているものは問題ありませんが、ティーバッグを包んでいる素材が紙タイプのものは、商品箱のセロハンを剝がした時点で開封したことになります。紙包装のティーバッグは、湿気からの保護がされていない状態になりますので、商品を開封したら缶やビンなど、密閉性のある容器に移して保管をしなくてはなりません。アルミ包装の場合は、１個１個が密閉された状態になっていますから、管理がラクです。

開封したあとはどうなるのかといいますと、紅茶は空気に触れる回数が多くなると、風味が弱くなってしまいます。開封したら、３か月以内には飲みきりたいものです。そのために心がけることがあるとすれば、購入の際にできるだけ小さな単位で買うということ。リーフティーの場合は、１杯分で約３g使用しますから、30gで約10杯分、50gで約17杯分、１００gで約34杯分になります。たくさん使う人とそうでない人がいると思いますので、紅茶の飲用頻度にあわせて考えてみるとよいでしょう。
特に、フルーツなどの香りがついているフレーバードティーは、時間が経過すると香りが飛びやすくなるので、注意が必要です。フレーバーが命の紅茶ですから、ここは大切にやさしく扱いたいものです。購入した量を一定期間に飲み切る自信がない場合は、チャック付アルミ袋に小分けにして詰め替え、空気をしっかり抜いた状態で保管すれば、商品の賞味期限と同じ期間は品質を保つことができるでしょう。

さて、紅茶をどこに保存するか、そこに話を戻しましょう。**紅茶にとって好ましくないのは、「ニオイが強いものに近いところ」「温度変化が激しいところ」の2点です。このふたつがNGポイントだと覚えておけば、おのずと保存場所は絞られてきますね。**

わが家では、食器棚の一部を紅茶専用棚として使用しています。ティーバッグ

はすべて缶に入れ、缶入りリーフティーは缶のまま保存します。量り売りなどのようにアルミ袋で購入したリーフティーに関しては、輪ゴムやクリップでしっかりと封をしたうえで、アルミ袋のまま大きめの缶にまとめて入れておきます。アルミ袋＋密閉容器という保存が、もっとも安心できるといってよいでしょう。缶がない場合は、プラスチック製の密閉容器でも大丈夫です。

このとき、アールグレイやアップルティーのように香りがついているフレーバードティーと、ダージリンやヌワラエリヤなどのようにナチュラルな香りの紅茶とは、缶を分けるという心遣いも必要になります。なぜなら、紅茶はほかの香りを吸いやすい性質があるため、香りの強いものと一緒に保存するのはよくないからです。ＮＧポイントのひとつめ、「ニオイが強いものに近いところ」ですね。同じ理由で、スパイスなどの近くに置いておくのも、紅茶にとっては心地よい場所ではないようです。ちょっと面倒だと思われるかもしれませんが、仕様を明確にして最初だけ意識的に気をつけていれば、あとは慣れていくもの。おいしい紅茶を味わうための、ちょっとした紅茶への気遣いだと思うと、気分もいいものです。

もうひとつのNGは「温度変化の激しいところ」。キッチンにはたくさんありますね。たとえば、ガスコンロの周辺やオーブンレンジの近くなどは温度が上がりますので、よくありません。そして、よく質問をいただく場所でもある、冷蔵庫、冷凍庫。ここも紅茶にとってはよい場所とはいえないのです。

まず冷蔵庫ですが、理由はふたつ。ひとつは、「ニオイ」の問題です。紅茶はほかのニオイを吸収しやすいため、もしきちんと封がされていない状態で冷蔵庫に入れておくと、ほかの食品のニオイを吸ってしまう可能性があります。また、「温度変化」という意味でも、出たり入ったりしていると、紅茶も疲れてしまいます。

次に冷凍庫ですが、こちらには別の理由があります。紅茶は製造工程の最終段階で、「乾燥」させます。そのため、湿気や水分は大敵。冷凍庫に入れて結露してしまうと、冷凍庫から出した途端に腐敗の原因となってしまいます。冷凍庫も紅茶にとっては心地よい場所ではありませんから、気をつけましょう。

というわけで、紅茶にとってよい保存場所とは、温度変化が少なく、ほかの食品のニオイなどがしないところ。これがすべて整っている場所はどこかしらと見渡してみたら、食器棚だったというわけです。

私たちが住居環境に快適さを求めるように、紅茶にとっても心地よい環境が必要です。おいしい紅茶を味わうために、紅茶のベストプレイスを決めてあげましょう。

いつもの1杯を格上げするティーグッズ

極端なことをいうと、紅茶とお湯、カップがあるだけで、紅茶を飲むことはできます。でもそこに、いれる行為そのものを楽しめるようなときめきのティーポット、心から寛げるような素敵なティーカップなどがあるからこそ、ティータイムが安らぎのひとときになるのだと、そう思うのです。これこそが、暮らしを楽しむということなのだと。

ティータイムを楽しむためのグッズはさまざまありますが、ここではおいしい紅茶を味わうための機能性を重視したグッズについて紹介したいと思います。

〈ティーグッズ1：ティーポット〉

リーフティーをいれる場合、ティーポットは2個用意すると便利です。ひとつは、紅茶を作るポット。もうひとつは、テーブル上で紅茶をカップに注ぐポット。そうすると、茶葉が入ったままのポットの中で紅茶の味わいがどんどん濃くなっていくのを防ぐことができますし、おかわりを作る手間も省けます。

紅茶を作るポットは、蒸らしている間の茶葉の動きが見えるように、丸型のガラス製サーバーを選ぶとよいでしょう。テーブル上で紅茶を注ぐためのポットは、ファッション性を重視し、好きなデザインのものを選ぶと、気分もいいですね。

機能性として重視したいのは、液ダレしないように注ぎ口の先がとがっていること、大きめのポットの場合は持ちやすいようなハンドルであること、注ぐために傾けたときにフタが落ちないようストッパーがついていることです。材質は、陶磁器、ステンレス、銀、ガラスなど、好きなものを選んでかまいませんが、ポットはティーセットの中でももっとも値段の高いものですから、慎重に選びたいものですね。

〈ティーグッズ２：ティーカップ〉

ひとくちにティーカップといっても、実にさまざまな色、デザインがありますから、どれがいいのか迷ってしまいますね。「〇〇でなくてはならない」という決まりごとはありませんが、**中が白く、飲み口が薄手のタイプのものは、ひとつ**

持っておいて損はないと思います。紅茶の色を美しく楽しむことができ、繊細な味わいをスムーズに口にすることができるでしょう。

形状に関しては、飲み口が広がっているタイプのものは紅茶専用として、できるだけストレートティーで楽しむと、美しい紅茶の色を見ることができます。飲み口がそれほど広がっていない少し高さのあるカップは、紅茶の色が濃く見えますので、ミルクティーにもピッタリです。また、このような形のカップであれば、コーヒーにも使用できるので用途が広がるでしょう。

マグカップでも、もちろんOKですよ。イギリス人の日常のティータイムは、マグカップがとても多いのも事実です。朝食やオフィスでのティータイム、家庭でもひとりで休憩というときには、マグカップが重宝します。

食器の話をするときに私がよくお伝えするのは、同じデザインの食器を無理にセットでそろえようとしないこと。この話をすると多くのお客様が、「なんだか肩の荷が下りました」とホッとした表情になります。たくさんのデザインがあって、なかなかひとつに絞ることができないうえ、飲み心地もやはり実際に使ってみないとわからないもの。テーブル上で、全員の食器が同じデザインで揃っていないと、ティータイムができないというわけではないのですから、発想をチェンジしてみるのも大事なことですね。私は、実際に使用して使い心地が気に入ったものは、追加で買い求めたりしています。

私のティールームでは、ティーカップのデザインがすべて異なるものばかり。ご注文の紅茶に合わせたり、お客様のファッションや雰囲気に合わせてカップを選ぶことは私自身の楽しみでもあります。ティーカップのデザインがひとつひとつ違うことが、お客様にはとても好評のようです。

ティーカップ&ソーサーもシンプルなものからカジュアル、ゴージャス、いろいろありますね。そしてマグカップも。選ぶカップのデザインで、ティータイムのムードを変化させることができるのも、臨機応変に姿を変える紅茶のよさなのだと感じます。

〈ティーグッズ3：ティースプーン〉

ティースプーンは、茶葉を計るとき、紅茶に砂糖などを入れてかき混ぜるときに使いますが、ここでは茶葉を計るときのものとして紹介します（私はどちらも同じタイプのものを使用しています）。コーヒースプーンと間違えられることも多いのですが、ティースプーンはコーヒースプーンよりもひと回り大きく作られています。

持ち手が短く、紅茶缶にすっぽり入るサイズの「ティーメジャースプーン」は、かわいらしい形や装飾のものも販売されています。**いつも同じ分量を計れるように、紅茶を計るスプーンは1本に決めておくと便利です。**

〈ティーグッズ4：茶こし（ティーストレーナー）〉

茶葉にはさまざまなサイズがありますので、スムーズに紅茶が注がれるように、穴が細かくたくさんあるものを選びましょう。カップにかけることのできる回転式の茶こしは便利に見えますが、金の縁取りがあるような高級カップの場合、カップの劣化を招く場合もあるため、気をつけましょう。

実践、おいしい紅茶のいれ方

紅茶会社に勤務していた頃、当時紅茶業界の第一人者として活躍していた会社の大先輩から言われたことを、今でも忘れません。

「真剣に紅茶のいれ方をマスターしたいなら、1日6回リーフティーをいれなさい。同じ茶葉で2週間続けること。そしたら今度は別の茶葉で2週間。続けていくうちに、紅茶をいれる手順も茶葉の特徴もしっかりと身につくから」と。その言葉を信じ、私は毎日6回リーフティーをいれることを実践し、半年続けました。

あのときの経験が、今の私を支えています。

おいしい紅茶をいれるために必要なもの、大切なことがわかったら、あとは実践あるのみ。試して、慣れて、お役立てください。

ホットティー（リーフ）

基本のいれ方

1 ティーポットはふたつ用意し、お湯を入れてあらかじめ温めておきます。ひとつは紅茶を作るポット、もうひとつは作った紅茶を注ぐポットとして使用します。温めておいたお湯は、茶葉を入れる前に忘れずに捨てましょう。

2 茶葉を計ります。大きめの茶葉（オレンジ・ペコー）はティースプーン大盛り1杯、細かい茶葉（ブロークン・オレンジ・ペコー）はティースプーン中盛り1杯、分量としては約3gがカップ1杯分の目安です。2杯分作る場合は、ティースプーン2杯＝6gとなります。

3 ポットに茶葉を入れ、熱湯を注ぎます。このとき、熱湯を茶葉に当てるように勢いよく注ぐことがポイントです。ポットの下には、マットや乾いた布巾を敷いておくとよいでしょう。

4 ポットのフタをして約3分蒸らします。

5 時間になったらフタを取り、全体を均一にするためにスプーンで軽くひとかきします。

6 茶こしを使って、もうひとつのティーポットに注ぎます。最後の1滴までしっかりと注ぎましょう。

7 ティーカップに注いで、できあがりです。

＊多めに作った場合には、ティーコジー（ポット用保温カバー）を被せておくと、30分ほどは温かいままでおかわりを味わうことができるので便

利です。

ミルクティーの場合

少し長めに蒸らして、紅茶の味わいをしっかりと抽出しましょう。基本のいれ方より、プラス30秒〜2分ほど長めに蒸らすとしっかりしたミルクティー向けの味わいになります。

レモンティーの場合

レモンティーの場合は、基本のいれ方より少し短めに蒸らすのがコツです。軽めにいれることで、レモンとのバランスがよくなります。

基本のいれ方

1 2倍の濃さのホットティーを作ります。氷が溶けることを考慮して、お湯の量を半分にします。アイスティーを2杯作る場合、茶葉はティースプーン2杯、熱湯の量は200ccとなります。あらかじめ温めておいたティーポットに茶葉を入れ、熱湯を注ぎます。

2 ポットのフタをして1分半〜2分蒸らします。透明感のあるキレイな色合いで、口に含んだときにスムーズに味わいを感じるアイスティーを作るには、蒸らし時間をホットティーより短めにするのがポイントです。

3 時間になったら、茶こしを使ってもうひとつのポットに移しておきます。このとき、ホットティーのように最後の1滴まで注ぐ必要はありません。これもまた、透明感のあるアイスティーを作るためのコツです。

4 グラスに氷をたっぷり入れておきます。そこに、2倍の濃さのホットティーを注いだら、できあがりです。

ホットティー（ティーバッグ）

基本のいれ方

1 ポットでいれる場合はポットを、カップで直接いれる場合はカップを、あらかじめ温めておきます。

2 ティーバッグは、カップ1杯分に対して1袋用意します。

3 ポットまたはカップに熱湯を注ぎ、そこにティーバッグを静かに入れます。ティーバッグを先に入れると、熱湯を注ぐ勢いでタグが中に入ってしまうことがありますので、この順番で入れるとそのリスクもなく、安定していれることができます。

4 ポットの場合はフタをして、カップの場合はソーサーや小皿などをフタにして蒸らします。蒸らし時間については、商品によって異なりますので、商品パッケージの「いれ方の手順」を参考にしてください。

5 時間になったら、ティーバッグを軽く上下左右に2~3回振って、全体を均一にして取り出します。

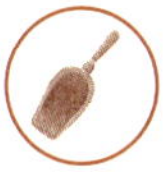

ロイヤルミルクティー

基本のいれ方

1 片手鍋に牛乳と水を1対1の分量で入れ、加熱します。できあがりカップ1杯分につき、牛乳と水はそれぞれ100㏄ずつ、合計200㏄。より濃厚にしたい場合は牛乳の割合を増やし、さっぱりさせたい場合は水の割合を増やすのがポイント。

2 リーフティーの場合は、できあがりカップ1杯分につき、ティースプーン山盛り1杯使います。ティーバッグの場合は、できあがり杯数プラス1袋使います。牛乳の分量がたっぷりなので、コクのあるしっかりした味の紅茶にするため、茶葉は少し多めがポイントです。

3 茶葉を耐熱容器に入れ、浸る程度に熱湯をかけます。茶葉の成分を抽出しやすくするためです。このプロセスはとても大事で、これを怠ると牛乳に含まれるカゼインという成分が茶葉を包み込んでしまい、紅茶の味わいや成分が抽出されにくくなります。茶葉が浸っていれば大丈夫ですので、牛乳を温める間に行っておきましょう。

4 片手鍋は沸騰直前に火から下ろし、熱湯に浸しておいた茶葉を液体ごと入れて、フタをして蒸らします。蒸らし時間は、3〜4分。スパイスなどを加えたい場合は、このタイミングで一緒に入れましょう。

5

時間になったらフタを取ります。リーフティーの場合は、スプーンで軽くひとかきしたら、茶こしを使ってポットに注ぎます。ティーバッグの場合は、濃さが均一になるように上下左右に軽く振って、取り出します。ティーバッグでいれた場合も茶こしを使ったほうが、牛乳の膜などが取り除けるので、スムーズな口当たりになってよいでしょう。カップに注いで、できあがりです。

＊ロイヤルミルクティーは、甘みを加えたほうがコクが出ます。グラニュー糖やハチミツなどで甘みをつけるとよいでしょう。

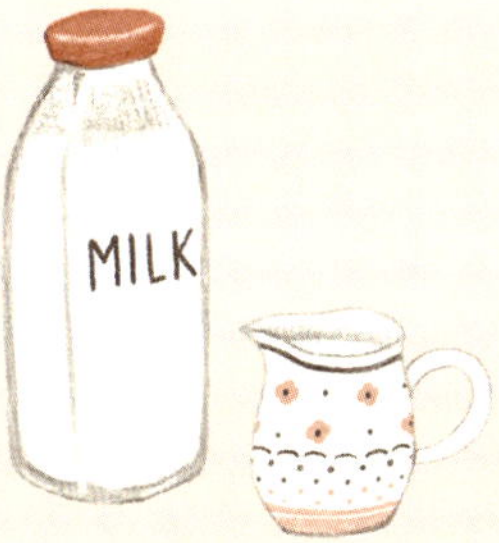

気になるマナーや豆知識

紅茶にまつわるFAQ

Column 3

ティーカップ&ソーサーの扱い方

ソーサーとは受け皿のこと。普通のテーブルの場合は、ソーサーはテーブルの上に置いたまま、ティーカップだけを持ち上げます。応接セットのように、低いテーブルに深く腰掛けるソファなどの場合は、ソーサーごと手元に置いて扱うとよいでしょう。立食パーティーの場合も同様に、ソーサーごと持ちます。

つまり、自分とテーブルの距離が離れている場合は、カップを取ったり置いたりするたびに体が動くので不安定になりがちですから、ソーサーごと持ったほうが安定し、エレガントに見えるのです。

ハンドル（持ち手）には、指を通して構いません。また、飲むときは片手でティーカップを持ちますが、このとき、もう一方の手を添える必要はありません。でも片手では不安定で持ちづらい場合は、もう一方の手を添えてもいいですよ。大切なのは、安心&安全なのですから。

ポットサービス、２杯目が濃くなったらどうする？

イギリスのティールームに行ったことのある方は経験されたことがあると思いますが、ティーポットの中に茶葉が入ったままで、２杯目以降が濃くなってしまうことがありますね。こういうときは、「ホットウォーター、プリーズ」と言って、濃さを調節するためのお湯をいただきましょう。カップに注いだ紅茶の味が濃い場合、このホットウォーターを加えて好みの濃さに調節して飲みます。

私はベストのタイミングでいれた紅茶を、調節することなく味わいたいと思っているので、自宅や私のティールームでは、別のポットにすべて移し切ります。茶葉が入ったままですと、濃さの調節も面倒なときがありますし、特に日本の軟水は渋くなりやすいので、この方法がおすすめです。

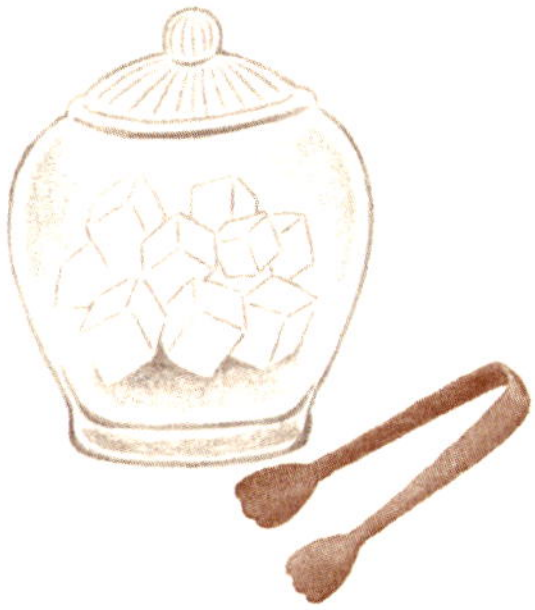

ミルクティー、ミルクが先？　紅茶が先？

ミルクティーを飲むとき、カップに注ぐ順番は、ミルクが最初ですか？　それとも紅茶を注いだあとにミルクを加えますか？　紅茶の国イギリスでは、この話題で議論になることさえあるそうです。

2003年、英国王立化学会が出した結論は、「ミルクを先にカップに入れ、その上から紅茶を注ぐのがベスト」でした。理由は、ミルクに含まれるタンパク質の温度変化がゆるやかになることで、味わいもまろやかさを増すからだそうです。

私自身も、ミルクティーを自分でいれる場合や、ティールームでミルクティーメニューを提供するときは、ミルクを入れたカップに紅茶を注ぐスタイル。これだと、スプーンでかき混ぜる必要もありません。

でも、どちらが先かに決まりはありません。お好みで、ご自由に。

Chapter 9

さあ、
いただきます

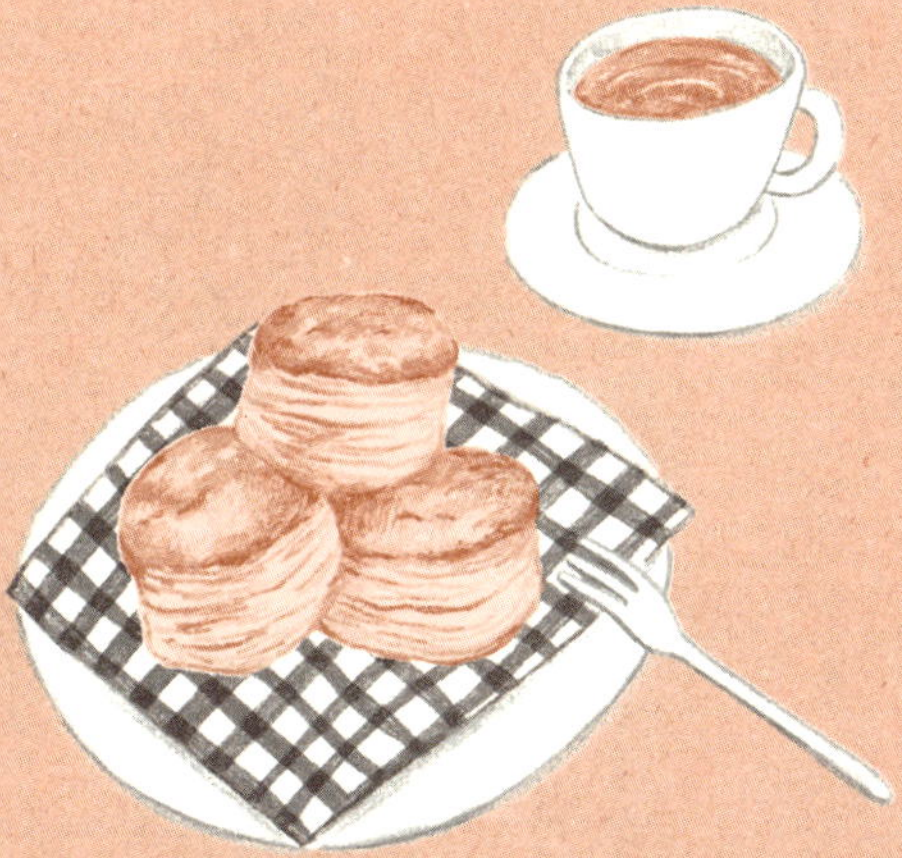

紅茶は、世界で2番目に多く飲まれている飲み物

イギリスの俳優、ヒュー・グラントが主演した大好きな映画『フォー・ウェディング』のワンシーンに、こんな台詞が出てきます。

「お茶には400種類ある。しかもフルーツティー抜きにして。インドの茶園に行って聞いたんだ。」

そこで一同なんとなく驚く、というような何気ない台詞なのですが、私にとってはものすごく興味深いシーンでした。

実際、世界中にはどのくらいの種類があるかというと、数えられないというのが正直なところです。

紅茶は基本的に産地で分類されます。ダージリン、アッサム、セイロン（セイ

ロンは現在のスリランカの旧国名）などは、すべて産地の名前。同じひとつの産地でも、その中にたくさんの茶園が存在します。同じひとつの茶園でも、採れる時季、天候によって紅茶の特徴は異なってきますし、同じタイミングで摘まれた紅茶でも、製茶されることにより、茶葉のサイズも異なります。

　ひとつの産地のひとつの茶園を見ただけでもたくさんの種類に分かれるのですが、紅茶はブレンドすることによって、新たな味わいが作り出されるため、無限に広がっていきます。香料を加えることでバリエーションはさらに広がりますし、同じ香料でもベースにする茶葉が異なると、新たな味わいになっていき……というわけで、紅茶の種類はエンドレスの世界なのです。

世界規模で考えたとき、紅茶は水の次によく飲まれている飲料。日本では、「Tea」というとそれは日本茶、つまり緑茶のことをいう場合が多いですが、ひとたび日本を飛び出すと、「Tea」＝紅茶、そのくらい紅茶の世界は広いのであります。

ティーバッグは「手抜き」ではありません

「リーフティーとティーバッグでは、どちらを多く利用されますか」と尋ねると、「ティーバッグです」と回答される人の多くが、なんだか恥ずかしそうな表情をされます。また、訪問先で紅茶を出していただくことがたまにありますが、「ティーバッグしかなくて……」と申し訳なさそうに言われることもよく経験しました。なぜかティーバッグには、「手抜き」というイメージを抱いている人がとても多いようなのです。

紅茶の国イギリスのティーバッグの消費量は、紅茶消費量全体の何%ぐらいだと思いますか？　イギリスでは、毎度毎度、リーフティーでゆっくりと紅茶をいれているイメージがあるかもしれませんね。**でも、実際のところそのイメージは**

ほんの一握りで、約97％がティーバッグという圧倒的ティーバッグ市場なのです。

ティールームに行っても、ポットの中にティーバッグは当たり前。リーフティーを使用しているのは、紅茶専門店か高級なティールームだけかもしれません。朝食時はティーバッグ、アフタヌーンティーのときはリーフティー、というように、シチュエーションによって茶葉の提供スタイルを変えているティールームもあります。

私たちの暮らしもまた、状況によって紅茶を使い分けている人が多いのではないでしょうか。そして、使いやすいという理由でよく使うのがティーバッグという人が多いのだと思います。茶葉を計る手間が省け、洗い物も最小限、そのうえ、短時間で標準的な味わいに仕上がるわけですから、ティーバッグは実に便利なものだと思います。

ティーバッグには、大きく分けてふたつの種類があります。ひとつは、短い時間で色・味・香りが抽出される標準タイプのティーバッグ、もうひとつはリーフティーを手軽に楽しむためにティーバッグに詰めた高級タイプ。前者はとても身近な商品で、日常的に気軽に飲めるよう価格もリーズナブルなものが多く、ティーバッグカテゴリーの中心的存在です。後者は、中に入っている茶葉が大きめのリーフサイズなこともあり、フィルターもナイロンメッシュなど高級なものを使用しているケースが多いです。全体的に高級イメージで作られているため、高価格帯のものがほとんどです。

同じティーバッグでも、このふたつのタイプでは抽出時間も異なってきますので、いれるときには、パッケージに書かれている抽出時間を参考にしてください。「1~2分」と書かれていると標準タイプ、「3~5分」と書かれていると高級タイプというのがほとんどです。

ティーバッグは、忙しい暮らしの強力なサポーター。ギフトには高級リーフティーを、と思う人が多いかもしれませんが、よほどの紅茶好きでない限り、もらってありがたいのはティーバッグという声が多いのも事実。私もイギリスで紅茶のおみやげを買うときは、ティーバッグと決めています。

紅茶製品の多様化

ここ30年で、日本の紅茶シーンは大きく変化しました。その主役はというと、ペットボトルに代表される**紅茶飲料**です。ペットボトル、缶、紙パック入りなど、封を開けるとすぐに飲むことができる商品群が激増し、私たちの暮らしには欠かせない存在になりました。

30年前というと、ちょうど私が紅茶会社に入社する頃でした。あの頃は、今よりもっとリーフティー商品が多く、ギフト商品が、紅茶市場の中でもそれ相応のポジションにいました。ところが、次第にお中元・お歳暮という習慣が減ってきて、ギフト市場そのものが低迷し、紅茶のギフト商品も種類がだいぶ少なくなりました。

一方で、海外からの輸入原茶量は年々上昇の一途を辿りました。これは、紅茶飲料の発展によるものです。海外に行くと実感するのですが、日本ほど飲料の種類が豊富な国はないでしょう。コンビニエンスストアの冷蔵ケースには毎週のように新商品が並びます。その一方で、数か月後には姿を消す商品もあり、入れ替わりがとても激しい世界です。

市場を変化させながら拡大し、広く親しまれるようになった紅茶飲料ですが、特筆すべきは、2000年代以降の「無糖タイプ」の人気の高まりです。それ以前は砂糖・甘味料入りのものが中心でしたが、ここ最近は無糖紅茶の需要が拡大し続けており、健康志向の高まりが見て取れます。

また、この15年ほどで**パウダーティー**の需要も大きく拡大してきました。パウダーティーとは、粉状に加工されたものをお湯で溶かして飲むというタイプのもの。カップとお湯さえあれば、簡単に作れて、オフィスのティータイムにも重宝するため、若い女性を中心に人気が高まりました。

紅茶というと、「ハードルが高くて難しいイメージがある」と、いまだに多くの人が言います。特に、年齢の高い人がそのように思い込んでいる傾向にあるようです。若い人たちにとって、紅茶はもっと自由で簡単に選べる存在になったのではないかと、多様化で、より身近になったように感じています。

紅茶は、たくさんの顔を持っています。高級な食器で上品な気分で飲む紅茶、カフェでおしゃれな気分で飲む紅茶、マグカップにティーバッグを入れて気軽に飲む紅茶、スーパーやコンビニで選ぶ紅茶、道端の自動販売機で買ってすぐに飲む紅茶など、いつでもどこでも紅茶のほうから状況に応じて寄り添ってくれているようにさえ感じます。

私たちのライフスタイルはとても複雑で忙しくなりました。短時間で簡単に、おいしい紅茶が飲みたいときにはティーバッグが便利です。でも、ちょっとゆっくりくつろぎたいときや、心がゆとりを欲しているときは、あえてリーフティーをいれてみます。そうすると、時間の流れが少し穏やかになるのを感じるのです。

「忙しくてリーフティーをいれている時間がないのです」という声をよく耳にしますが、忙しいときほどリーフティーをいれてみるのもいいかもしれません。紅茶をいれる行為は、気持ちを上手にリセットしてくれます。

選ぶ楽しみをくれる紅茶ブランド

ティーバッグやリーフティーに関しては、紅茶の種類によって健康効果が変わることはありません。でも、世の中にはたくさんの紅茶ブランドや種類があって迷ってしまいますね。

紅茶を購入する際、みなさんはどこに行くでしょうか？　おそらくいちばん身近なのは、スーパーマーケットだと思います。スーパーマーケットでよく見かける紅茶ブランドといえば、リプトンや日東紅茶、トワイニングが挙げられます。

中でも、リプトンと日東紅茶は価格も手頃で身近なブランド。迷った場合は、次のような商品を手に取ってみるとよいでしょう。

リプトンといえば、「イエローラベル」。そして、たくさん入って低価格の「ピュア&シンプル」も飲みやすく手頃です。これらの紅茶は、ストレート、レモン、ミルク、アイスと、どんな飲み方にも対応できるよさがありますので、家族の好みが違っても使いやすい紅茶です。

日東紅茶「デイリークラブ」は、よりコクのあるタイプの茶葉を使用しているので、ストレートはもちろんですがミルクティーにも適したティーバッグ。紅茶の深い味わいが手軽に楽しめます。また、日東紅茶のリーフティーは、味の特徴でネーミングをしており、選びやすさが魅力です。たとえば、**「渋みの少ない紅茶」「こく味のある紅茶」**など。これなら、紅茶の種類がよくわからなくても手に取りやすいですね。

トワイニングは種類が豊富で、伝統の「アールグレイ」をはじめ、「イングリッ

シュブレックファスト」、**「ダージリン」など複数ありますが、中でも「レディグレイ」の飲み心地はおすすめです。**これは、「アールグレイ」をベースに、レモンピールやオレンジピールを加えたもので、爽やかさに上品な甘い香りがプラスされて、晴れやかな気分になれる紅茶です。

スーパーマーケットの棚には、「プライベートブランド（PB）」による商品も増えてきています。プライベートブランドとは自社企画商品のことで、販売者である小売店などが商品開発や企画をして展開する商品です。身近で買いやすい例を挙げると、**セブンプレミアム（セブン&アイグループ）**や**トップバリュ（イオングループ）**などがそれに当たります。プライベートブランドに対し、メーカーが商品開発をして作られたものが「ナショナルブランド（NB）」と呼ばれるものので、リプトン、日東紅茶、トワイニングなどは、ナショナルブランドに当たります。

ちなみにイギリスは、このPBにおいては世界でもかなりの先進国で、ロンドン市内の小型スーパーに置かれている商品は、すべてＰＢのみというところも少なくありません。ＰＢの紅茶は、その店がある国に行かないと買えないので、おみやげとしても希少価値が高く、私は好んで購入します。しかも、イギリスのＰＢ紅茶は、種類が豊富。さすが紅茶の国だと感心してしまいます。パッケージも洗練されたものが多く、まるで雑貨を選ぶ気分で紅茶を選ぶ楽しみを味わえます。イギリスに行く機会があったら、ぜひ探してみてください。

特別なときのための１杯は、紅茶専門店で選んでみるのもいいですね。紅茶を専門に取り扱う店では、紅茶に詳しいスタッフが、商品の特徴やいれ方についてアドバイスしてくれる安心感があり、種類も豊富に揃っているので、ティータイムが楽しくなるイメージを最大限に膨らませて買い物ができる場所です。中には試飲ができたり、実際に茶葉の香りを試してから購入できる店もあります。

全国展開している**ルピシア**は、季節に合わせたフレーバードティーが人気で、いつ立ち寄っても新しい発見のある専門店です。紅茶だけではなく、緑茶やウーロン茶、ハーブティーなどもありますから、気分や目的に合わせてさまざまな選択肢が生まれる魅力的なお店です。

フランス、パリのブランド**マリアージュ　フレール**もまた、種類の豊富な紅茶専門店で、私も特別な気分で紅茶を買いに行っているお店のひとつです。甘い香りの**「マルコ　ポーロ」**が有名ですが、私が個人的に気に入っているのが、**「カサブランカ」**という名前のフレーバードティー。これは、ミントの香りの緑茶とベルガモットで香りをつけた紅茶がブレンドされているもので、ホット・アイスともおいしくいただけることも特徴のようです。一度飲んで虜になり、定期的に購入しているお気に入りです。「カサブランカ」というネーミングに旅情を感じ、エキゾティックで爽やかな香りと味わいに、時間旅行を楽しめる至福感がたまりません。

シンガポールの高級ブランド**ＴＷＧ　Ｔｅａ**も、世界中の茶葉を扱うバリエーション豊富な専門店。日本にも数店舗ありますが、現地で出会ったという人も多いかもしれません。オリジナリティ豊かなブレンドでパッケージも高級感が漂い、ラグジュアリーな気分に浸れます。

上質なこだわりの茶葉に出会いたいときは、ダージリンで有名な**リーフル**がおすすめです。ダージリンだけでも、季節ごと農園ごとの茶葉がありますから、ダージリン好きにはたまらないブランドです。

もともとは陶磁器ブランドだったものが、その陶磁器のデザインをパッケージにあしらい、紅茶ブランドとして展開しているものもいくつかあります。**ロイヤルコペンハーゲン**や**ウエッジウッド**、**ミントン**はその代表で、紅茶の種類も豊富ですね。陶磁器の世界観と同じパッケージデザインなので、ティータイムに統一感が生まれ、気分が高揚してきます。

私が最近ハマっているのが、イギリスブランドの**リッジウェイ**です。紅茶スクールの教材用にこちらの有名ブレンドを購入したのがきっかけで、その味わいの深さにひかれてしまいました。**「H.M.B」**と名付けられたブレンドがそれ。「Her Majesty Blend（女王陛下のためのブレンド）」の意味で、ヴィクトリア時代に王室御用達として認められたときに献上されたブレンドです。歴史があるものの価値は、時代を超えても変わらないことを、紅茶が教えてくれるロマン溢れる味わいです。

そして、私がイギリスに行くと必ず出掛けるお気に入りのブランドが、**フォートナム・アンド・メイソン**。こちらのブランドもまた、伝統的なブレンドを持っている一方で、ロイヤルファミリーの記念のブレンドを考案したりと、「古き佳き」に「新しき輝き」がプラスされた洗練された佇まいが魅力的でたまりません。日本でも購入できますし、通信販売もありますから便利です。

私の運営する紅茶専門店で、カフェインレスのアールグレイティーバッグを取り扱っています。**リージェントガーデン**という日本のブランドですが、この紅茶の味わいを気に入って、この紅茶を求めてまとめ買いにこられるお客様が一定数いるのです。カフェインレスということもあり、ベルガモットの香りの爽やかさが強調され、飲み心地がとてもスムーズなことが人気の秘密なのだと思っています。このように、いつも安心して味わえる自分だけのお気に入りを決めておくのもいいですね。

今は、インターネット通販を利用すれば、わざわざ店まで足を運ばなくても、さまざまな商品を購入できる時代になりました。東京に住んでいた頃は、店舗まで直接足を運んで商品を見て購入していましたが、現在住んでいる秋田県では売られていない紅茶ブランドがたくさんあるので、通信販売のお世話になることもかなり増えてきました。

どんな買い物スタイルであっても、紅茶を購入するときの最大の楽しみは、「選ぶ」ということです。**たくさんの種類の中から選ぶ楽しみ、パッケージを見ながら心惹かれるカラーのブランドを選ぶ楽しみ、憧れの紅茶ブランドの商品を選ぶ**

楽しみ。たくさんある中から選んだ紅茶がとてもおいしくて口に合ったときの感動は、その先の人生がパッと明るくなるくらいの幸せをもたらしてくれます。

紅茶、プラスα

ある洋菓子研究家の先生がおっしゃっていました。**「世の中にあるお菓子のほとんどを、さらにおいしく楽しませてくれる飲み物といえば、紅茶に勝るものはないでしょう」**と。

本書でも、紅茶のレシピをいくつか紹介しましたが、食材との相性を考えたとき、紅茶はとても守備範囲の広い飲み物です。ミルクティーやレモンティーが、まずはその代表ですが、ミルクとレモンは異なるタイプの食材なので、それだけでも不思議な気がします。

乳製品にもいろいろありますが、牛乳だけではなく、ヨーグルト、生クリーム、アイスクリーム、チーズなど、楽しみが広がります。ずいぶん前ですが、チーズの専門家と一緒にチーズと紅茶の相性について考えたことがありました。そのとき導き出されたひとつの結論として、**チーズにもっとも合う紅茶は「アッサム」ということでした。コクが豊かでしっかりした味わいのアッサムティーは、チーズの味わいをよりまろやかにしてくれます**。それ以来、チーズケーキを味わうときは、アッサムティーをいれることが増えました。

乳製品との相性でいうと、「イングリッシュブレックファスト」も定番です。イギリスでは、紅茶にミルクは欠かせません。ミルクティーに合うように、コクのある紅茶を中心にブレンドしているので、乳製品にはピッタリです。

紅茶とフルーツとの相性については言わずもがなですね。紅茶を使ったアレンジメニューを考案するとき、まずはフルーツのバリエーションから考えることが多いかもしれません。人気パティシエの鎧塚俊彦氏のお店にスイーツを食べに行ったとき、そこでマンゴーを使ったスイーツをいただきました。そのときに迷いに迷って選んだ紅茶が、スリランカの**「ウバ」**という紅茶でした。**ウバは、爽快な渋味が持ち味のちょっと強めの味わいが特徴**で、私はあまりウバを選択することはなかったのですが、なんとなくちょっと冒険したい気分になったのです。このとき口の中で、何か革命的なことが起こったような、ものすごく感動的な相性のよさを体験しました。味の重なりがどんどん上昇していくような感覚を忘れることができず、グルメな新聞記者を連れて、数日後にまた訪れたことを思い出しました。あれ以来、**マンゴーといえばウバを迷わず選択しています。**

食べ物との相性というと、**「ダージリン」と和菓子、これはぜひお試しいただきたいものです。**私のティールームの近所に有名な和菓子店があるのですが、そちらで人気のうぐいす餅にダージリンを合わせたときは、驚きました。ダージリンの世界が広がったような気持ちで、その後いろんな和菓子と合わせるようになりました。

ダージリンは、日本ではとてもポピュラーですが、独特の香り立ちでとても繊

細な味わいの紅茶で、「紅茶のシャンパン」とも呼ばれています。その優雅な香りをしっかり味わうためにはストレートが最適。季節ごとに特有の香りを纏《まと》う春摘みの「ダージリンファーストフラッシュ」、夏摘みの「ダージリンセカンドフラッシュ」などは、高級品ですが手に入りやすくなってきました。普段のダージリンとはまた異なる季節ごとの新鮮な香味を知ると、その季節が楽しみになるほどの逸品です。

ポピュラーな紅茶といえば、「アールグレイ」を忘れてはいけませんね。柑橘系フルーツの香りがついたアールグレイは、独特の香味を放ちますが、私はあるお菓子を口にするときに、アールグレイを選ぶことが多くあります。そのお菓子とは、チョコレート。**特に上質なチョコレートをゆっくりといただきたいときは、丁寧にアールグレイをいれます。**

紅茶の種類を問わず、紅茶にはさまざまな食べ物との相性を豊かに広げる大きな力があります。お菓子、乳製品、ハーブ、スパイス、アルコール。そして、「洋」だけではなく「和」の食べ物にも合わせることができます。食の世界を広げてくれる、そんな大きな力を紅茶は秘めています。

それは、味の広がりだけではありません。紅茶の持つ健康効果に、ほかの食材の持つ力が合体され、相乗効果が生まれます。紅茶だけでも強いけれど、紅茶プラスαでさらに強くなる力が、私たちの毎日の暮らしを、おいしく強く支えてくれるのです。

紅茶があれば、プラスαはお好みであなた次第。心が豊かになる暮らしを、紅茶とともにお楽しみください。

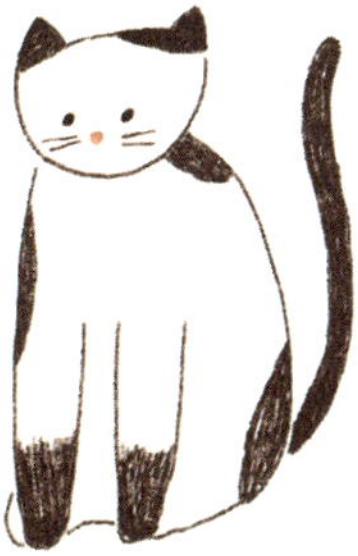

あとがき

ある日、私の経営するティールームに黒い服に身を包んだ高齢の女性がひとりで来店されました。少し淋しそうな表情を浮かべた女性は、どうやら葬式の帰りと見受けられたため、華やかな明るい色合いのティーカップを選んでみました。「紅茶はお任せします」と言われたので、気分が明るくなれるようなフルーツの香りの紅茶を選んでお出ししました。

時折目を伏せながら紅茶を召し上がる女性の表情が、次第に和らいでくるのがわかります。何度もティーカップを顔に近づけては、香りを楽しんでいるご様子。

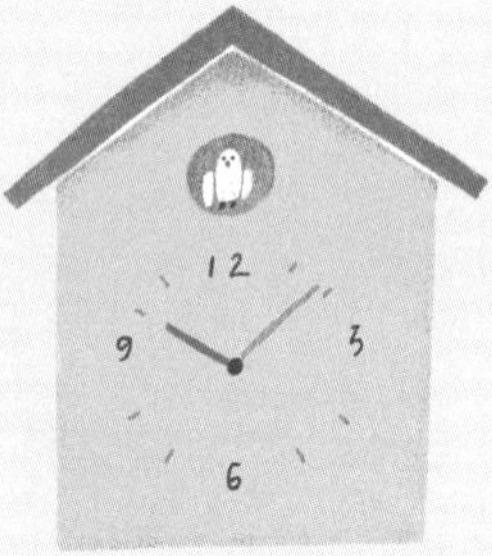

しばらくティーカップを微笑みながらご覧になったあと、「仲のいい友だちが急に亡くなってお別れしてきたばかりで、寄ろうかどうしようか迷ったのですけど、紅茶を飲むと気持ちが晴れるような気がしたものですから……」と話してくださいました。

そして、最後にはやさしそうな微笑を浮かべ、「紅茶のおかげで、心が落ち着いて、明るい気持ちになれました。紅茶を飲みに寄って、本当によかったわ」と言ってお帰りになりました。

1杯の紅茶が、ふさぎ込んでいた気持ちをやさしく目覚めさせて、香りを放って心を安らかにさせ、無理なく背中を押している。そんな紅茶の力を、目の当たりにした出来事でした。

思えば私も、これまでの人生で幾度となく紅茶に救われてきたように思います。おいしいだけでも嬉しいことなのに、おいしいだけではないプラス効果を紅茶はもたらしてくれるのです。

本書『紅茶セラピー 世界で愛される自然の万能薬』を手に取ってくださった読者の皆さまに、きっと紅茶がそのプラス効果を届けに伺うことでしょう。そうしたら、思う存分紅茶に甘え、紅茶からたくさんのパワーを受け取ってください。

紅茶と出会った人たちが、健康で幸せに暮らせること――それが、世界中の紅茶産地で育まれ、たくさんの人の手を介して届けられた紅茶の役割であり、望みなのですから。

紅茶と共に歩んできた人生をあれこれ振り返りながら執筆した日々は、紅茶を通じて出会った人たちとの歴史を辿るひと夏の旅でもありました。紅茶によって心繋がるスリランカ、インド、イギリスの友人、ブルックボンド、リプトン時代の先輩や同僚たちと共に、学んだり経験してきた数々のことが、まるで紅茶の成分のように私の中に降り注いで文字となり、1冊の本に仕上がりました。

リプトン時代からたいへんお世話になっている冨田勲先生には、本書監修を快く御引き受けいただき、本当にありがとうございました。
担当編集者であるワニブックスの田中悠香さん、あなたはとても紅茶のような人だわと思いながら、執筆しておりました。紅茶が人のためにできることを新たな視点で紹介する機会をくださったことに、心から感謝申し上げます。

２０１９年９月
オレンジペコーを味わいながら
斉藤由美

参考文献

『奇跡のカテキン』島村忠勝著　ＰＨＰ研究所
『紅茶の世界』荒木安正著　柴田書店
『一杯の紅茶の世界史』磯淵猛著　文藝春秋
『おいしいお茶の秘密』三木雄貴秀著　サイエンス・アイ新書
『紅茶の事典』荒木安正、松田昌夫共著　柴田書店
『おいしいだけじゃない　紅茶はえらい！』大森正司著　ハート出版
『紅茶入門』清水元編著　日本食糧新聞社
『紅茶　味わいの「こつ」　理解が深まるQ＆A89』川崎武志、中野地清香、水野学共著　柴田書店
『おいしい紅茶の図鑑』山田栄監修　主婦の友社
『紅茶　つい喋りたくなる博学知識』暮らしの達人研究班編　河出書房新社
『ワイド版　日本茶　紅茶　中国茶　健康茶　これ一冊でお茶のすべてがわかる！』大森正司監修　日本文芸社
『紅茶のすべてがわかる事典』Cha Tea紅茶教室監修　ナツメ社
『紅茶の保健機能と文化』佐野満昭、斉藤由美共編著　アイ・ケイコーポレーション
『しあわせ紅茶時間』斉藤由美著　日本文芸社
「インフルエンザ対策には紅茶！」２０１８年10月　三井農林株式会社発表資料
「各種茶浸出液のフッ素濃度に関する研究」林文子　Udijanto Tedjosasongko 粟根佐穂里、岡田貢、香西克之、長坂信夫
「小児歯科学雑誌」　37（４）：708-715　１９９９年
「紅茶と暮らし研究所」Webサイト（キリンビバレッジ株式会社）
「紅茶と健康　紅茶Labo.」Webサイト（日本紅茶協会）

著　者

斉藤《さいとう》 由美《ゆみ》

英国紅茶研究家、ライター。日本紅茶協会認定ティーインストラクター、ティーアドバイザーの資格を持つ。東洋大学文学部卒業後、ブルックボンド紅茶を扱うメーカーに入社、総務部で人事を担当したあと、「ブルックボンドハウス」副支配人として紅茶教室の企画を担当、人気紅茶教室の基礎確立に貢献。その後、ユニリーバに転籍し飲料マーケティングに所属、リプトンのPRを担当した。

現在は、紅茶専門店＆紅茶スクール「イギリス時間紅茶時間」（秋田県大館市）のオーナーとして、ティールーム、ショップ、紅茶スクールを運営。秋田市、青森県弘前市のカルチャースクールでも紅茶講座を担当するほか、紅茶セミナーや講演などの活動も行う。自身がプロデュースし、同行する「イギリス紅茶ツアー」なども実施。近著『しあわせ紅茶時間』（日本文芸社）は、台湾・韓国でも翻訳出版された。著書はほかに、『すてきな紅茶時間』（PHP研究所）、『英国紅茶の贈り物』（KKベストセラーズ）など。秋田県大館市在住。

紅茶専門店＆紅茶スクール「イギリス時間紅茶時間」
http://englishteatime.citysite.link/

監修者

冨田《とみた》 勲《いさお》

静岡県立大学名誉教授、薬学博士。

1932年富山県富山市生まれ。大阪大学大学院薬学研究科博士課程修了（1961）、同大学助手（1962）, 米国アイオワ州立大学、ニューヨーク州立大学博士研究員（～1964）を経て、静岡薬科大学（1966～）、静岡県立大学薬学部および同大学大学院教授（1987～1998）などを歴任。

定年退職後、静岡産業大学国際情報学部教授、同客員教授などを経て退職（2005）。

現在、日本老化制御研究所（JaICA）顧問、茶学術研究会元会長、世界緑茶協会元理事、日本食品衛生学会（元会長）名誉会員、日本茶業技術協会理事、日本ビタミン学会功労会員、その他。

著書（共著）に『茶の科学』（朝倉書店）、『茶の化学成分と機能』（弘学出版）、『新版 茶の機能』（農文協）、『成人病予防食品の開発』（シーエムシー）、『食品衛生学』（南江堂）、『日本茶のすべてがわかる本』（農文協）など多数。

本文デザイン　清水真理子（TYPEFACE）
イラスト　バーバラ
撮　影（p.3～5）　小棚木政之
写真提供　ユニリーバ・ジャパン・カスタマーマーケティング株式会社（p.7-1、2）、三井農林株式会社（p.7-3～5）、トワイニング・ジャパン株式会社（p.7-6、7）、株式会社マリアージュ フレール ジャポン（p.7-8、9）、リッジウェイ・ジャパン（p.7-10）、ジャパン・ティー・トレーディング株式会社（p.7-11）
写　真（上記以外）　pixta
校　正　東京出版サービスセンター
編　集　田中悠香（ワニブックス）

世界《せかい》で愛《あい》される自然《しぜん》の万能薬《ばんのうやく》
紅茶《こうちゃ》セラピー

著　者　斉藤由美
監修者　冨田勲

2019年10月1日　初版発行

発行者　横内正昭
編集人　青柳有紀
発行所　株式会社ワニブックス
〒150-8482
東京都渋谷区恵比寿4-4-9　えびす大黒ビル
電話　03-5449-2711（代表）
03-5449-2716（編集部）
ワニブックスHP　http://www.wani.co.jp/
WANI BOOKOUT　http://www.wanibookout.com/

印刷所　株式会社美松堂
DTP　株式会社明昌堂
製本所　ナショナル製本

ISBN978-4-8470-9839-0